KB214359

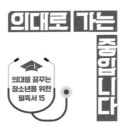

의대로 가는

의대를 꿈꾸는
청소년을 위한
필독서 15

중입니다

의대로 가는

의대를 꿈꾸는
청소년을 위한
필독서 15

중입니다

박지욱 지음

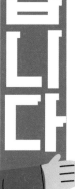

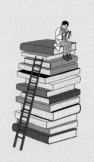

문과에 가지 못한 의사가 부르는
책 사랑 노래

나는 책을 좋아한다. 글자를 깨친 초등학교 1학년 때부터다. 처음 혼자 다 읽은 책은 《걸리버여행기》였다. 신나게 읽었고 진짜 이야기인 줄 알았다. 거인국에는 절대로 안 가겠지만 소인국에는 꼭 가고 싶었다. 그 욕심에 소인국이 있을 만한 섬을 지도에서 한참이나 찾아보기도 했다.

두 번째 책은 《해저 2만리》. 프랑스 해양생물학자의 잠수함 모험이라는 내용에 푹 빠졌다. 역시 실화인 줄 알았는데 한참 지나서야 공상과학소설(SF)이라는 것을 알았다. 하지만 최초의 핵잠수함이 이 소설 속의 잠수함 이름을 따 '노틸러스'가 되었다는 사실은 신기했다. SF소설이 현실에 이렇게 영향을 주었던 것처럼 이 거짓말투성이 소설 두 권으로 내 인생이 바뀌었다. 나를 책을 좋아하는 아이로 만들었기 때문이다.

닥치는 대로 읽었다. 책벌레가 되길 마다하지 않았지만 사실은 문자 중독이었다. 텍스트가 귀한 시절이어서 글자만 보이면 다 읽었다. 신문의 기사는 물론이고 광고나 연재소설도 죄다 읽었다. 제일 좋아한 것은 지리와 역사 관련 책이었다. 심심하면 〈사회과부도〉를 펴놓고 가보지 못한 곳을 미리 그리워했다. 지도에 검은 선으로 그려져 있는 경부선 철도를 따라가며 모든 역에서 손가락을 멈추고 그 이름을 나지막이 되뇌었다. 그러다 보니 가고 싶은 곳이, 궁금한 것이 많아졌다. 세계 일주를 꿈꾸기도 했다. 어른이 되면 역사학자나 지리학자가 되고 싶었다.

하지만 의대에 들어갔다. 의대에서는 정말 많은 책들이 나를 기다렸다. 하지만 재미와는 거리가 멀었다. 무겁기는 또 얼마나 무거웠는지, 정말 꼴도 보기 싫은 책이 한둘이 아니었다. 내가 사랑하는 대상, 책이 원수가 되어버린 암흑기였다. 하지만 가물에 콩 나듯 재미있는 순간도 있었다. 그리스 신화의 사연을 담은 〈해부학〉 명칭이나 열대 오지의 지명이 불쑥 튀어나오는 〈기생충학〉은 폭염 속의 한 줄기 소나기였다. 하지만 대부분은 맥락도 없고 뜻도 모를 단어들이고 시험을 위해 단순 암기해야 하는 것이었다(경고하건대 창의적인 사람에겐 의대 공부가 괴로울 수 있다!).

그 많은 교과서를 다 읽고 시험을 치러야 했기 때문에 다른 책에는 눈길조차 줄 수 없었다. 의대 6년, 인턴 1년, 전공의 4년을 하면서 교과서나 학술서적 외에 읽은 책은 손에 꼽을 정도였다. 그러면서 나의 뇌는 의학 지식이라는 모래로 가득 찬 사막이 되었다. 그 사막에서 《어린 왕자》를 만난 건 공중보건의사로 근무할 때였다.

전문의 시험에 합격하고 제주도로 공보의 발령을 받았다. 갑자기 시간이 너무 많이 남았다. 아무것도 안 할 자유를 누리다 그것도 지겨워지자 보건소 주변을 배회했다. 그리고 '한수풀도서관'을 발견했다. 도서관에 들어가 책 냄새를 맡자 잊고 있던 문자 중독이 도졌다. 책 속에 붙은 대출카드 빈칸 채우기 선수라도 된 것처럼 책을 빌리기 시작했다. 이후로 근무지가 바뀌면 제일 먼저 도서관부터 찾았다.

그러다 서귀포의 어느 서점에서 《총,균,쇠》란 책을 발견했다. 무슨 책인 줄도 몰랐다. 두툼하기도 하지만 제목이 특이해서 눈에 띄었다. 궁금해서 책을 펼쳐보았다. 유럽인이 신대륙을 쉽게 정복하게 된 결정적 이유가 총, 균, 쇠 때문이라고? 총과 쇠는 잘 모르지만 그래도 '균'은 내 전문 분야인데 무슨 허무맹랑한 말인가 싶어 도끼눈을 하고 책을 읽었다(저자가 그렇게 유명한 학자란 사실도 몰랐다). 충격적이었다. 번개가 머리를 번쩍 치고 지나간 것 같았다. 그 충격의 섬광 속에서 내 인생의 신대륙을 보았다.

생각해 보면《총, 균, 쇠》에는 나의 첫사랑 역사와 지리 그리고 현재의 반려자인 의학이 사이좋게 공존하고 있다. 운이 좋았다! 그것들이 한데 모여 새로운 관점, 해석, 이야기를 지어 냈다. 질병도, 미생물도, 의학도 지리적 발견이나 역사의 흐름을 바꾸는 주역도, 조연도 될 수 있다는 것을 알았다.

이후로 독서의 방향이 정해졌다. 의학의 역사, 생각, 뿌리를 다루는 책이 언제나 큰 줄기였고 의학과 관련된 인문학, 신화, 문학, 예술, 철학책을 읽었다. 그러다 보니 전공하는 의학에 대한 풍부한 배경지식이 생겼다. 삭막한 나의 일에서 숨 쉴 곳을 찾아내자 일이 견딜 만해졌다(병원에 두고 온 책을 읽을 재미로 출근한 날도 있었다). 사막에서 어린 왕자는 물론이고 오아시스를 만난 격이다.

생각해 보니 20세기에 선배 의사들이 의대생이나 새내기 의사에게 추천한 책은《물과 원시림 사이에서》,《인턴 X》,《성채》,《닥터 노먼 베쑨》,《암병동》,《페스트》등이었다. 훌륭한 책들이다. 하지만 시대도 바뀌었으니 추천 도서의 목록도 바뀌어야 한다. 달리 나서는 사람도 없어 내가 나섰다. 의학에 관심이 많은 청소년이 읽을 만한 것을 우선 골랐고 다시 청소년

독자에게 도움이 될 만한 참신한 내용, 가독성, 재미를 고려해 열다섯 권을 추렸다. 물론 전적으로 내 주관적인 판단이다.

현대의학의 탄생기 풍경을 다룬 책, 팩트(fact)와 픽트(fict)가 교묘하게 어우러진 문학 작품, 남다른 운명을 개척한 의사들, 과학기술 발전의 부작용으로 생긴 질병 때문에 고통받은 소녀들, 인류 역사에 영향을 끼친 약들, 창과 방패 역할을 번갈아 맡는 미생물과 항생제의 대결 그리고 너무나도 중요한 뇌, 심장, 호르몬의 특별한 이야기를 다룬 책을 골랐다.

사실 여기에 소개하지 못한 좋은 책도 아주 많다. 절판으로 구할 수가 없어 아쉽게 제외한 책도 있다. 제아무리 잘 만든 책이라도 독자의 사랑을 받지 못하면 금세 사라져 버리는 것이 출판계의 현실이다. 책 외에도 재미난 것이 너무 많은 세상이 아닌가.

끝으로 책을 잘 읽고 그 내용을 자기 것으로 만드는 비법을 알려 주고 싶다. 바로 '독서 레시피'이다. 연필, 메모지, 스티커, 형광펜, 색연필… 뭐든 책 옆에 둬라. 재미있는 내용이 나오면 줄도 긋고, 동그라미도 치고(네모, 세모, 별표도 좋다!), 이모티콘도 그리고 색칠도 해보라. 마음에 들거나 새로운 내용이 있으면 여백에 자신의 생각도 써넣어라. 소리내어 읽어도 좋다. 좋은 내용에는 리액션을 보여라. 놀라기도 하고 웃기도 하고 울기도 하라. 그리고 한 챕터가 끝나면 그 내용을 몇 개의 단어나 한두 문장으로 요약해 기억하라. 그림이나 이미지도 좋다. 나중에 책 내용을 떠올릴 마법의 버튼이 될 것이다. 무엇이건 상관없다. 자신에게 친숙한 것으로부터 새로운 정보에 가느다란 끈 하나만이라도 연결해 두면 된다. 초인종을 누른 것처럼 기억의 문이 열릴 것이다.

이것이 우리 뇌의 신경세포(뉴런)가 새로운 정보를 탐색하고 정리하고 저장하고 기억하는 방식이다. 내 생각이 있어야 새 정보가 저장된다. 좀 더 잘 기억하고 싶으면 감정을 실으면 좋다. 정보에 감정을 더하는 것은 형광펜으로 색칠하는 효과가 난다(뭐하나? 이 문장을 형광펜으로 색칠해야지!)

우리가 유튜브나 AI로 많은 정보를 얻는 것 같지만 지나고 나면 아무것도 기억하지 못하는 이유는 이런 과정이 없기 때문이다. 내 지식으로 만들려면 단지 몇 초만이라도 멈추고 생각해야 한다. 왜 그럴까? 내가 아는 것과 어떻게 다르고 새 정보가 옳다는 증거는 무엇인지 사색해야 한다. 검색만으로는 아무것도 이루어지지 않는다. 쉽게 얻은 것은 쉽게 사라지는 법이다.

자, 이제 책을 읽을 시간이다. 신나고, 즐겁고, 놀라고, 안타까운 이야기들을 만날 시간이다. 독서 레시피로 책을 읽는다면 단언하건대, 마지막 페이지를 넘길 즈음에는 머릿속이 풍성해질 것이다. 정보 모래 알갱이들의 팍팍한 사막이 어느새 냇물이 흐르는 풍요로운 초원으로 바뀌었을 것이다. 아마 친구들에게 들려줄 이야기도, 뭔가 써 볼 이야기도 아주 많아졌을 것이다. 의학과 관련된 뉴스나 글을 읽을 때 떠오르는 생각도 많을 것이다. 이제부터는 독자 나름의 생각을 담아 천편일률적이지 않은 글을 쓸 수 있고 나아가 독창적인 책도 쓸 수 있을 것이다. 이 책이 그 출발이 되면 좋겠다. 나에게《총, 균,쇠》가 그랬던 것처럼 말이다.

우주에서 가장 복잡한 물체인 우리 뇌의 발명품인 생각은, 정말 놀라운 능력이 있다. 시간과 공간이라는 물리적 현실을 뛰어넘는 능력이다. 책을 통해 우주 끝까지 날아가고, 빅뱅의 그 순간까지 거슬러 가볼 수도 있다. 그 놀라운 순간을 만나러 머뭇거리지 말고 다음 페이지를 넘겨보자.

한라산 자락에서 박지욱

차례

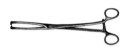
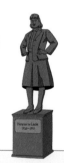

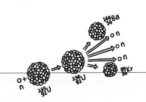

1

흥미진진한
19세기 의학의 무대

수술의 탄생

The Butchering Art:
Joseph Lister's Quest to Transform
the Grisly World of Victorian Medicine, 2017

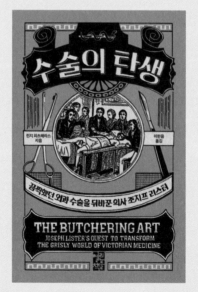

린지 피츠해리스 지음 | 이한음 옮김 | 열린책들 | 2020

"사실, 수술이 전혀 다른 무언가가 되고 있어요."

_조지프 리스터(Joseph Lister, 영국 외과 의사)

수술방의 추억

의대 본과 2학년 가을이 되면 학생들은 임상의학 수업을 받는다. 해부학, 생리학, 병리학 등이 '기초(基礎)의학'이라면 환자를 진단하고 치료하는 법을 배우는 것이 '임상(臨床)의학'이다. 내과학, 외과학, 산부인과학, 소아청소년과학 등이다. 그리고 곧 피케이(PK; 병원에 실습 나온 의대생)라는 명찰을 달고 병원에서 의사들에게 직접 배우기 시작한다. 그전까지는 과학도로 강의실과 실험실에서 공부했다면 이제부터는 병원에서 진짜 의사가 되는 공부를 하는 것이다. 다들 정신 바짝 차리고 열심히 배워야 했다.

그러던 어느 날, 외과 수업 시간이었다. 덩치가 크고 목소리도 좋은 교수님이 강의 중이었다. 수술장에 들어가서 반드시 해야 하는 스크럽(scrub, 수술 전 손 소독) 요령을 알려주었다.

"PK선생님들은 일단 수술장 탈의실로 가서 수술복으로 갈 아입습니다. 수술모와 마스크를 쓴 다음 지정된 수술실을 찾 아갑니다. 들어가기 전에 출입구 옆에 있는 소독대에서 손 을 닦습니다(소독). 발로 발판을 누르면 나오는 붉은 베타딘 용액(소독약)과 물 그리고 딱딱한 솔을 가지고 손바닥, 손등, 손목, 쉽게 말하면 팔꿈치 아래는 다 '빡빡 문지릅니다(스크 럽)'. 손등은 물론이고 손가락 사이도 잊어서는 안 됩니다(엄 청 아프다).

소독한 후에는 그 손으로 수술실 문을 밀고 들어가면 안 되겠죠? 그러면 손 소독을 다시 해야 합니다! 몸을 돌려 등 으로 문을 밀고 들어갑니다. 수술실 입장 후 양손을 가슴 앞 에 들고 있으면 간호사가 수건을 줍니다. 그 수건 양면을 활 용해 꼼꼼히 손을 닦은 후 세탁통에 잘 던져 넣고 수술 가운 을 입어야 하는데 간호사가 가운을 펼쳐서 앞으로 다가서면 아주 힘차게 양팔을 앞으로 쭉 뻗어 넣습니다.

그다음에 간호사가 '몇 번?'이라고 물을 텐데 전화번호를 묻는 것이 아니라(나의 상상일 수 있다!) 수술 장갑 사이즈를 묻는 겁니다. 그러니 미리 자신의 사이즈를 알아 두세요. 남자는 보통 7번을 달라고 하면 됩니다(나는 6.5였다). 그리고 장갑 낀 손을 베타딘으로 소독하고, 알코올로 깨끗이 닦습니다.

이제 소독은 다 끝났습니다. 여러분의 몸은(적어도 겉으로는) 무균 상태이니 절대로 다른 것에 닿으면 안 됩니다. 만약 그랬다가는 옷을 벗고 쫓겨납니다. 수술 중 오퍼레이터(집도의) 옆에서 어시스턴트(조수)를 설 때도 이 점을 각별히 유념해야 합니다. 이상입니다."

나는 교수님의 말을 아주 꼼꼼히 받아 적어 놓고 그걸 써먹을 날을 손꼽아 기다렸다. 하지만 막상 외과 수술 실습 첫날이 되자 허둥댔다. 수술장 탈의실부터 뭐가 뭔지 몰라 헷갈렸다. 그런 나를 측은하다고 여겼는지 외과 전공의가 자기를 따라 하면 된다며 나를 데려갔다. 처음부터 하나씩 차근차근 시범을 보이면서 가르쳐 주었다. 이렇게 의학은 백 마디 말보다 한 번 보고 따라 하는 것이 매우 중요하다.

그로부터 세월이 많이 흘러 수술장 풍경도 많이 바뀌었다. 하지만 소독 장면은 크게 바뀌지 않았다. 첨단 IT 기술이 점유 공간을 넓혀가는 수술장에서 소독 장면은 고색창연한 느낌이 들 정도다. 소독을 하는 외과 의사의 모습은 성스러운 의식을 준비하는 사제만큼이나 엄숙하고 경건해 보인다. 그런데 언제, 누가 처음 소독을 시작했을까?

끔찍하고 불결했던 수술실이
위생적인 의료 공간이 되기까지

《수술의 탄생》은 조지프 리스터(Joseph Lister, 1827~1912)의 삶을 다룬다. 리스터는 19세기 영국에서 활동한 외과 의사로 수술 전후에 철저한 소독을 하게 만든 장본인이다. 부끄럽지만 의사들도 그의 이름을 잘 모른다(나 자신을 포함해서). 하지만 일반인들은 그의 이름을 들어본 듯할 것이다. 구강청결제 '리스테린(listerine)'이 그의 이름을 따왔기 때문이다. 외과 의사와 구강청결제가 어떻게 이어졌는지는 나중에 다루기로 하고 우선 책 속으로 들어가 보자.

　책의 첫 장면은 지금으로부터 180년 전인 1846년, 런던의 한 병원에서 있었던 영국 최초의 '마취 수술'이다. 저자는 역사적인 이 사건의 배경 이야기를 한참이나 들려준다. 그중에서 가장 중요한 것은, 그 자리에 미래에 외과 수술의 새로운 역사를 펼칠 의대생이 있었다는 점이다. 물론 어린 리스터다.

리스터는 와인 상인의 아들로 태어났다. 아버지는 현미경에 빠진 아마추어 과학자로, 렌즈를 개선시키는 작업에 성공해 로열소사이어티(The Royal Society)의 회원까지 된 인물이다. 그는 아들이 외과 의사가 되겠다고 하자 반대했다. 과학자인 그가 보기에 외과 의학은 의학도 아니고, 외과 의사들은 실력도 형편없는 데다 사회적으로 대접도 못 받았기 때문이다.

1848년에 리스터는 런던 유니버시티 컬리지(UCL)를 우수한 성적으로 졸업했다. 바라던 외과 의사가 되었지만 회의감이 들었는지 내과 의사 조수로 일했다. 하지만 생리학 교수인 윌리엄 샤피의 권유로 1년 동안 대륙의 병원을 돌아다니며 선진 의학 문물을 접하고 나더니, 에든버러 대학교의 외과 의사 제임스 사임에게 한 달 예정의 연수를 떠났다.

당시 에든버러는 외과학의 수도(首都)였다. 담대한 수술로 유명한 사임은 '외과의 나폴레옹'으로 불렸고, 그가 일하는 에든버러 왕립진료소(RIE)의 규모와 수준은 UCL 병원과 비교가 안 될 정도였다. 제국의 수도는 런던이었지만 의학의 수도는 에든버러였다. 리스터는 사임과 함께 일하며 수술에 대한 자신의 재능과 열정을 발견했다. 그러고는 에든버러 왕립진료소에 자리를 얻어, 사임 교수의 오른팔이자 사위까지 된다.

이 무렵부터 수술 감염 연구를 시작해, 글래스고로 옮겨 글

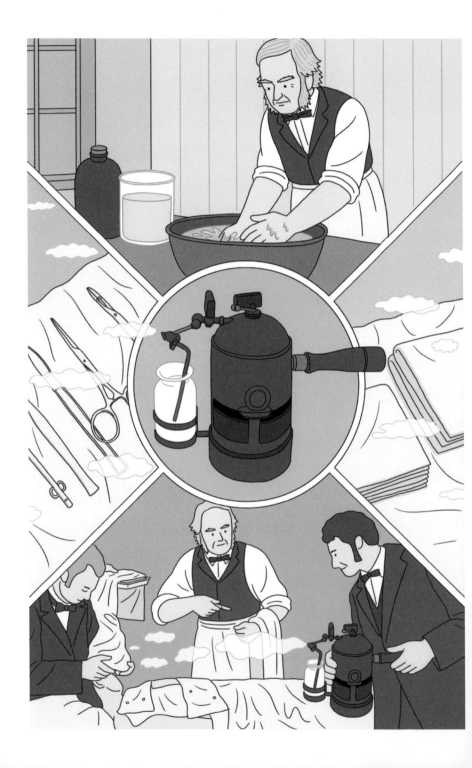

래스고 대학교의 교수, 글래스고 왕립진료소(RIG)의 외과 의사로 일했다. 고통받는 환자의 마음까지 헤아리는 인간적인 의사였던 그는 가난한 이들을 위한 무료 진료도 머뭇거리지 않았다. 하지만 아무리 열심히 수술하고 병실을 깨끗이 해도 그의 노력을 물거품으로 만드는 것이 있었다. 바로 감염이었다. 마취가 수술에 도입된 후 더 이상 환자들의 끔찍한 비명을 듣지 않아도 된 외과 의사들은 아주 편하게 오랫동안 수술을 할 수 있었다. 당연히 더 어려운 수술을, 더 깊은 곳까지 나아가는 수술을 시도했다. 결과는 의학의 발전이 아니었다. 더 많은 감염, 더 높은 사망률이었다. 비참한 시기였다.

하지만 새로운 전기가 생겼다. 1864년 말, 진료소 동료이자 화학과 교수인 토머스 앤더슨이 루이 파스퇴르의 '발효와 부패에 관한 최신 연구'를 리스터에게 알려주었다. 파스퇴르는 우유, 버터, 와인 등을 상하게 만드는 '균(germ)'이 있고, 균은 먼지 알갱이에 붙어 공중에 날아다니다 생존에 적합한 곳에 내려앉으면 증식한다고 주장했다. 균의 증식을 사람의 관점으로 보면 음식이 상하거나 감염병에 걸리는 것이다.

리스터는 정신이 번쩍 들었다. 수술 후 감염도 미생물이 일으키는 것이 아닐까? 아직은 잘 모른다. 여하튼 파스퇴르가 제안한 3가지 살균법, 즉 가열, 여과(필터), 소독제 중 수술에

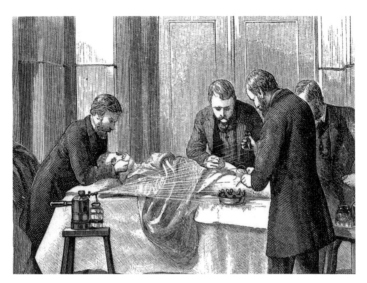
환자에게 페놀을 뿌리는 리스트

써 볼 수 있는 방법, 다시 말하면 소독제를 써보기로 결심했
다. 리스터는 수술 전에 외과 의사의 손과 기구를 소독하고,
수술 중에는 공중에 소독제를 뿌려 먼지를 소독하고, 환자에
게 쓰는 붕대와 거즈도 모두 소독한 것을 사용했다. 소독제는
하수구의 악취 제거에 쓰는 페놀(석탄산)이었다. 그리고 마침내
'소독 수술'에 성공했다. '마취 수술'을 참관한 지 20년 만의
일이었다.

　하지만 리스터의 성공은 널리 공유되지 못했다. 런던의 의

사들은 이 방법을 거부했다. 유독성 물질인 페놀은 냄새도 지독한 데다 눈에도 매웠다. 그리고 너무나도 거추장스러웠기 때문이다.

스승이자 장인인 제임스 사임이 병으로 '사임'하자 그 자리를 리스터가 이어받았다. 에든버러 대학교 임상 외과 교수는 사실상 스코틀랜드 최고의 외과 의사를 뜻했다. 잉글랜드 출신의 이방인으로 그 자리를 지키는 것이 순탄하지는 않았을 텐데 다행히도 빅토리아 여왕이 그의 명성과 실력을 공인해 주었다. 1871년 스코틀랜드 체류 중이던 여왕의 겨드랑이에 종기가 생겼고 불려 갔던 리스터가 소독 수술법으로 깔끔하게 여왕의 목숨을 구했기 때문이다.

리스터는 이제 전국적인 유명 인사가 된 것은 물론이고 국제적인 명성도 얻었다. 환자들도 리스터를 지지했다. 의사들도 차츰차츰 리스터의 소독법을 따라 하기 시작했다.

그는 1877년 런던 킹스컬리지의 교수가 되어 25년 만에 런던으로 금의환향했다. 1895년에는 아버지가 회원이었던 로열소사이어티의 회장으로 선출되는 명예까지 얻었다. 이뿐만 아니라 여왕의 상임(종신) 외과 의사이자 추밀고문관(자문기관)이 되어 당대 최고의 외과 의사로 등극했다. 소독법을 도입해 환자의 목숨만이 아니라 외과 의학을 구한 영웅에게 걸맞은 예우를 받은 것이다.

리스테리즘의 한계와 극복

리스터의 업적은 미생물학 연구의 성과를 외과 영역으로 끌어와 실용화한 것이다. 실제로 리스터는 자신의 성공을 파스퇴르 덕분이라고 밝혔다. 그리고 두 사람은 서로 존경하고 교류하는 사이가 되었다. 전문가일수록 다른 영역의 최신 이론과 발전 방식을 잘 살펴야 한다. 그리고 자신의 영역에 응용해 보는 발상의 전환이 필요하다. 혁신은 이렇게 오는 법이다.

물론 지금은 리스터 방식의 소독을 하지는 않는다. '리스터식 소독법(listerism)'은 환자의 상처, 의사의 손, 수술 기구, 봉합사, 거즈 심지어는 공기까지 소독했다. 하지만 페놀이 너무 독했다. 그때는 몰랐지만 페놀은 1급 발암물질로 지금은 사용할 수 없다.

지금은 환자의 수술 부위는 베타딘과 알코올로 소독한다. 수술 의사들의 손은 스크럽을 하고 손에는 멸균된 장갑을 낀다. 장갑은 다시 베타딘과 알코올로 소독한다(3중 멸균이다). 수술 기구, 봉합실, 거즈, 붕대도 모두 고온/고압 혹은 감마선이나 소독가스로 멸균한다. 수술장에 출입하는 의료진은 소독된 가운과 모자 그리고 마스크를 쓴다. 수술장 공기는 고성능 필터로 균을 걸러낸다. 이렇게 현대의 수술장에는 멸균과 소독이 일상화되었고 누구나 그 수칙을 준수한다. 이러한 규칙은 수술뿐만 아니라 현대 의학의 전제 조건으로 자리잡았다. 이 모든 것이 리스터의 손에서 시작되었다.

　물론 리스터 혼자의 힘으로 이 일을 이룬 것은 아니다. 현미경으로 연구를 할 수 있도록 이끈 아버지가 있었고(비록 외과 의사의 길은 반대했지만) 진로 문제로 방황하던 청년 리스터에게 선진의학 현장을 탐방하고 외과의 대가에게 소개해 준 생리학 교수 윌리엄 샤피도 있었다. 외과 의사로 새로 태어나게 해 준 스승이자 장인이 된 에든버러의 제임스 사임과 루이 파스퇴르의 최신 연구를 소개해 준 동료 교수 토머스 앤더슨의 역할도 크다. 그리고 리스터에게 큰 영향을 주고 우정을 쌓은 루이 파스퇴르도 있다. 마지막으로 남편의 실험 조수를 마다하지 않은 아내 아그네스도 빼놓을 수 없다.

리스테린은 리스터가 만들었을까?

마지막으로 리스테린과 리스터는 무슨 관련이 있을까? 리스테린을 만든 사람은 미국 세인트루이스의 의사인 조지프 로렌스(Joseph Lawrence)이다. 그는 1876년에 리스터가 미국 필라델피아에서 페놀 소독 강연을 했을 때 현장에 있었다. 그때 소독이라는 개념에서 영감을 얻어 1879년에 페놀에서 유래한 티몰에 유칼립톨, 멘톨, 알코올을 섞어 수술용 소독액 '리스테린'을 만들었다. 이름은 리스터를 기리는 의미였다(리스터가 승인했는지에 대한 기록은 없다).

1881년에 사업가 기질이 있는 약제사 조던 램버트(Jordan Lambert)가 로렌스에게 이 상품의 모든 권리를 사들였다. 램버트는 외과용에 국한하지 않고 다양한 용도의 소독제로 팔기 시작했고 1895년부터는 치과용 구강소독제로 팔았다. 이것이 오늘날에 이른 것이 구강청결제 리스테린이다. 앞으로 이 청결제를 볼 때마다 조지프 리스터를 기억해 주면 어떨까.

리스터식 소독 장면

영화 〈엘리펀트 맨〉에서 리스터식 소독 장면을 볼 수 있다. 영상 시작 후 7분부터 나온다. 특수 제작된 분무기를 이용해 공중에 페놀을 분무해 공기를 소독하는 장면도 보인다. 〈엘리펀트 맨〉의 원작자인 프레데릭 트래비스(Sir Frederick Treves, 1853~1923)는 국왕 에드워드 7세(빅토리아 여왕의 아들)의 맹장염 수술을 집도한 외과 의사이기도 하다. 리스터와 트래비스는 동시대 인물로, 나이는 리스터가 26살 많다.

참고문헌

닥터스, 셔윈 눌랜드 지음, 안혜원 옮김, 살림, 2009
메스를 잡다, 아르놀트 판 더 라르 지음, 제효영 옮김, 을유문화사, 2018

2

아주 특별한
수술 이야기들

메스를 잡다

Under the Knife, 2014

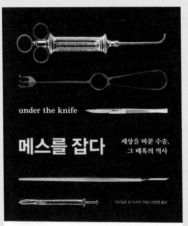

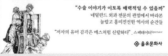

아르놀트 판 더 라르 지음 | 제효영 옮김 | 을유문화사 | 2018

수술은 상처를 낫게 하는 대신 상처를 만든다.

_《메스를 잡다》 중에서

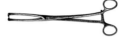

수술실의 기억

인턴 때 환자의 침상을 밀고 수술실에 데려간 적이 있다. 맨 정신으로 수술실로 들어간 환자들은 어떤 느낌일까? 일단 춥지 않을까? 환자들은 얇은 수술복 하나만 걸치고 오니까. 눈이 부실 정도로 주변이 환하고 밝을 것이다. 너무 말끔히 정돈된 환경이 부담스러울지 모르겠다. 그리고 참 조용하기도 하다. 들리는 건 기계의 소음이거나 나지막이 속삭이는 의료진의 목소리다. 자신을 둘러싼 의료진을 보면 주눅이 들 것 같다. 다들 중무장을 하고 소독 장갑, 수술모, 마스크까지 끼고 있으니 말이다. 누가 담당 의사인지 알아보기도 힘들다. 서늘하게, 조용하고, 정돈되고, 환한 곳. 그것이 수술방의 첫인

상이다.

하지만 수술이 끝나면 모든 것이 흐트러져 있다. 잘 정돈되었던 공간은 이런저런 기구들로 어지럽고, 무표정했던 의료진의 얼굴은 수술 결과에 상관없이 상기되었을 것이고, 심지어는 수술 중에 욕을 한 바가지나 얻어먹은 레지던트나 간호사도 있을 것이다. 무엇보다도 수술대 주변의 바닥은 피범벅이다.

다행히도 마취 덕분에 환자들은 이 끔찍한 장면을 알지 못한다. 하지만 제아무리 난장판이 되었다 해도 200년 전의 수술실과는 비교할 수 없다. 당시 수술은 마취도, 소독도 없었다. 의사들은 칼과 톱, 뜨거운 인두 정도만 가지고 수술했다. 수술은 매우 지저분했다. 의사들은 코트를 입거나 앞치마를 둘렀는데 어지간한 걸레보다 더 더러웠다. 환자는 수술이 끝날 때까지 비명을 질러 댔다. 다행히 수술이 잘 끝났다 해도 살 수 있을지는 알 수 없었다. 수술 합병증이 너무 흔했기 때문이다.

이렇게 '목숨 걸고 하던' 수술이 불과 200년 사이에 하늘과 땅만큼이나 달라졌다. 많은 의학 역사서는 그 과정을 사실 위주로 나열할 뿐이다. 현장의 이야기를 들려주는 책은 흔하지 않다. 하지만 이 책《메스를 잡다》에 등장하는 장면들은 한결

같이 생생하고 흥미진진하다.

사연 있는 수술 이야기들

한마디로 사연이 있는 수술 이야기들이다. 외과 의사들도 처음 들어보는 내용이 대부분이다. 헤아릴 수 없이 많은 수술 중 아주 특별한 사례들을 모아둔 역사책으로 봐도 좋다. 외과 의사가 직접 쓴 책이라 무엇보다 외과적 관점으로 이야기를 잘 풀어 놓았다. 너무 전문적인 관점으로 볼 필요 없이, 세상에 이런 일도 있었구나 하는 느낌으로 가볍게 읽을 수 있다. 역사에 관심이 많은 외과 의사라면 좀 더 깊은 차원으로 나아갈 수도 있을 것이다.

30개 가까운 챕터에서 단번에 나를 빨아들인 이야기는 방광결석 수술(lithotomy)(1장)이었다. 방광에 돌이 생기는 병, 즉 방광결석(結石)은 낮은 위생 수준과 석회수를 마셔야 했던 유럽인에게 매우 흔했다(지금도 빈곤 국가에는 발병률이 높다). 이 병을 겪은 사람들 이야기를 들어보면 방광결석은 정말 아프다. 잠도 못 잘 정도로 아프고 아기를 낳을 때만큼 아프다.

출산이야 언젠가는 끝이 나는 일이지만 방광결석의 통증은

돌이 저절로 빠지지 않는 한 사라지지 않는다. 게다가 소변도 안 나온다. 아랫배가 꽉 차서 화장실에 가지만 돌이 소변 길을 막아서 소변이 나오지 않는다. 당연히 아랫배에 힘을 주게 되는데 그러면 더 아프다.

너무 아픈 데다 소변을 못 보고 아랫배도 불룩해지니 환자들은 한마디로 미쳐버릴 지경이 된다. 이렇게 며칠 지내면 환자들은 미쳐 죽든지, 아파 죽든지 아니면 수술이라도 해보고 죽든지 선택하는 수밖에 없었다.

'히포크라테스 선서'에도 결석 제거 수술 이야기가 나오는 것을 보면 역사가 오래된 수술이다. 하지만 절대로 쉬운 수술이 아니었다. 마취도 없던 시대에 칼로 '샅'을 갈라 돌을 꺼냈다. 하지만 칼을 대는 곳은 감각이 아주 예민한 곳이고, 혈관과 신경이 매우 촘촘한 부위다. 그러니 칼을 대면 얼마나 아플 것인가? 그래도 나을 수 있다는 희망을 안고 극심한 통증을 견딘다. 다행히 수술에 성공해 돌을 꺼낸다 해도 평생 합병증(요실금)을 피할 수는 없었다. 지은이는 그 끔찍한 현장 이야기를 아주 잘 써 놓았다. 읽는 동안 오금이 저리는 부작용은 어쩔 수 없다!

물론 지금은 방광결석증에 걸려도 전혀 걱정할 필요가 없다. 강력한 충격파를 쏘아 돌을 잘게 부수어(체외충격파쇄석술)

자연배출시키는 방법도 있고, 방광내시경을 넣어 돌을 빼내는 방법도 있다. 안 되면 마취를 한 후 수술을 한다.

20세기에 수술의 거장이 겪은 'VIP 증후군' 이야기도 흥미롭다(13장). 마이클 드베이키(Michael DeBakey, 1908~2008)는 미국의 혈관 외과 의사였다. 매부리코에 강력한 카리스마가 느껴지는 외모 자체가 사람을 주눅 들게 하지만 그의 수술대에 누웠던 환자들의 목록만 보아도 웬만한 의사들은 기가 죽는다. 미국은 물론이고 여러 나라의 대통령들과 군주들, 할리우드의 배우, 세계 최고 부자들의 이름으로 빼곡하니까.

1980년 봄, 악성 림프종을 앓던 팔레비 전 이란 국왕이 비장이 커져 수술이 필요하자 드베이키에게 연락했다. 그런데 드베이키는 오랜 세월 혈관 수술에 전념해 왔기에 비장은 자신의 전문 분야가 아니었다. 하지만 팔레비 측은 세계 최고의 외과 의사에게 수술받고 싶었고(드베이키는 레바논 이민의 후손으로 아랍계다) 드베이키도 비장절제수술은 외과 의사라면 누구나 다 하는 수술인 데다 그리 어렵지도 않았기 때문에 제안을 수락했다. 1980년에 드베이키는 카이로로 날아가 팔레비를 수술했다.

큼직한 비장은 잘 떼어낸 것처럼 보였다. 하지만 사소한 실수가 있었고 동료 의사가 그 사실을 지적했지만 드베이키는 무시했다. 수술이 끝나고 드베이키는 박수를 받으며 수술장을 나왔다. 하지만 팔레비는 몇 달 동안 열이 났고, 이런저런 약도 소용이 없더니 4개월 후 수술 합병증으로 세상을 떠났다(암의 합병증 때문이라는 주장도 있다).

많은 VIP를 별문제 없이 치료했던 대가였는데 왜 팔레비에게만 실수를 했을까? 아무리 쉬운 수술이라 해도 너무 오랜만에 하다 보니 그렇게 된 것일까? 이유는 알 수 없다. 하여간 유명인사나 특별한 환자에게 '더 잘해주려 애쓰다 오히려 결과가 나빠지는 경우'를 의사들은 'VIP증후군'이라 부른다.

드베이키는 97세에 심장발작이 일어났고 대동맥에 문제가 생겼다. 그는 자신이 일했던 병원에 입원했고 의사는 수술을 권했다. 드베이키는 수술을 거절했지만 상태가 나빠져 의식을 잃자 병원의 윤리위원회가 강제 수술을 승인하고 말았다.

공교롭게도 그가 받은 수술은 50년 전에 자신이 개발한 수술이었다. 7시간의 수술 끝에 목숨을 건졌지만 합병증이 생겨 (VIP증후군이었을까?) 8개월간 병원에 입원했다(병원비만 100만 달러에 달했다). 그리고 2년을 더 살아 100세 생일을 목전에 두고 세상을 떠났다. 드베이키는 대동맥 수술을 개척한 외과 의사이자 동시에 그 수술을 받은 최고령 환자라는 보기 드문 기록을 남겼다! 이런 일은 절대 흔하지 않다.

19세기 중반 런던에서 초고속 수술로 이름을 날린 외과 의사 로버트 리스턴(Robert Liston, 1794~1847)의 이야기도 재미있다 (26장). 그는 다리 하나를 자르는데 2분 30초면 충분했다. 마취 없던 시대의 환자들에게 이보다 더 큰 축복이 없었다. 하지만 종종 손이 너무 빠르다 보니 실수가 없지 않았다(속도와 안전은 반비례하는 법이다). 그에 대한 가장 유명한 뒷담화는 이른바 '사망률 300% 수술'이었다.

　어느 수술에서 조수가 리스턴의 재빠른 칼날의 속도를 따라가지 못해 손을 베였다. 손은 피범벅이 되었고, 그 광경을 지켜보던 구경꾼(당시에는 수술장 관람 입장권을 팔았다)이 큰 충격을 받고 쓰러져 그 자리에서 심장이 멎었다. 수술받던 환자 역시 심한 출혈로 죽었다. 조수는 베인 상처가 감염되어 죽었다. 이것이 사망률 300% 수술의 전모다.

　하지만 리스턴을 빠르기만 하고 수술을 대충한 의사로 기억해서는 안 된다. 그의 수술 사망률은 10%로 다른 병원 사망률 25%에 비하면 매우 낮았다. 수술도 잘하고 더구나 빨리 끝내주니 환자들은 그의 진료와 수술을 받기 위해 며칠 밤을 샐 각오를 하고 줄을 서서 기다릴 정도였다(요즘 말로 오픈런이다). 리스턴은 영국에서 처음 에테르 마취 수술을 한 의사로도 기억된다(그 자리에 의대생 리스터가 있었다. 1장 참고).

스위스의 테오도르 코허(Theodor Kocher, 1841~1917)도 대가의 반열에 올려놓아야 할 외과 의사다(26장). 코허는 스위스에 흔한 갑상선종을 떼어내는 안전한 수술법을 개발했다. 그는 매우 꼼꼼하게 수술했고 덕분에 수술 사망률을 40%에서 1%로 끌어내렸다. 그의 성공으로 가장 큰 혜택을 본 사람들은 조국인 스위스 국민이다(갑상선종은 요오드가 부족한 내륙 산악국가에서 잘 생긴다). 그는 외과 의사 최초로 노벨 생리의학상 수상자가 되었다(1909년).

하지만 문제가 생겼다. 수술받은 환자들은 한참이 지나서야 합병증을 앓았다. 그가 꼼꼼하게 갑상선 조직을 다 떼어낸 탓에 환자들이 심각한 갑상선 기능저하증에 시달렸기 때문이다(지금은 '신지록신'이란 약을 먹어 예방한다). 코허는 자신의 손으로 만든 합병증으로 고통받는 환자들을 볼 때마다 괴로워했다. 그리고 공개적으로 자신의 과오를 인정하고 동료들에게 '코허의 수술법'을 따르지 말고 폐기하라고 설득했다. 자신이 잘못을 인정하는 용기를 지닌 사람, 진정 용감한 외과 의사로 기억할 만하다.

외과의 역사

수술은 인류의 역사와 함께 시작했다. 고대인의 유골에 머리 수술을 한 흔적도 있고 함무라비 법전에도 외과 수술에 관한 조문이 있다. 기독교적으로 본다면 최초의 의사는 하느님이다. 아담을 마취했고 배를 갈라 갈비뼈를 끄집어냈으니까.

우리는 의사라고 통칭하지만 서양의학에서는 '약'으로 치료하는 피지션(physician)과 '손'으로 치료하는 서전(surgeon)으로 엄격히 구별했다. 피지션은 대학을 졸업한 후 논문을 써 학위를 받았기에 '닥터'라 불리며 사회적 대우가 좋았다. 반면에 서전은 도제 교육을 받아 학위도 없고, 이발사(barber)를 겸했다. 대부분 문맹이었고 닥터에 비해 사회적 대우도 훨씬 낮았다.

닥터/피지션이 부유한 상류층을 진료했다면 서전/바버는 가난한 사람들의 치료자였다. 닥터들은 어려운 처방약(사실은 효과도 없는)만 처방하고 두 손 놓고 있었다면 서전은 두 손으로 뭐라도 했다. 고름을 째고, 고약을 발라주고, 다친 상처를 인두로 지지고, 붕대를 감아주고, 이도 빼고, 부러진 뼈는 제자리에 돌려놓았다. 물론 이발도 하고 면도도 했다(바버-서전으로 불렀다).

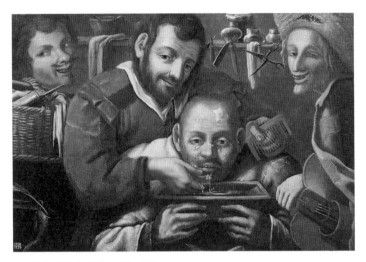

이마의 종기를 수술하는 바버-서전

　유럽이 빈번한 전쟁으로 황폐화하던 시대에 바버-서전은
대활약을 펼쳤고 조금씩 전문 기능인의 입지를 다졌다. 근대
로 오면서 서전은 바버(이발사)와 결별해 별개의 길드를 꾸렸
다. 선도적인 서전들이 스스로 연구하고 교육해 서전의 질을
높여 나갔다. 피지션과 서전이 통합되어 의사(내과 의사+외과 의
사)로 불리게 된 것은 비교적 최근의 일이다.
　서전들은 인체 해부학을 연구하고 배워 인체에 대한 이해
를 높였고 다른 한편으로는 마취를 사용해(1842년) 고작해야
팔다리 절단이나 결석 제거 정도에 머물렀던 수술에서 인체

내부 수술이라는 신대륙을 개척하기 시작했다(외부에서 내부로).
결정적으로 소독을 하면서(1863년) 수술은 안전한 것으로 바뀌
었다. 20세기 중반에는 수혈법이 도입되면서 외과의 오랜 장
애물이었던 '통증, 감염, 출혈'을 마침내 극복할 수 있었다.

과학의 성공이 수술에 도입되면서 항생제, 심폐순환기, 면
역억제제, 복강경, 인공 장기들이 외과 의사의 손에 건네졌고,
심장-혈관수술, 이식수술, 뇌수술, 최소절개수술 등의 영역을
개척해 나갔다.

눈, 심장, 손

"외과 의사에게는 사자의 심장과 용기, 매처럼 예리한 눈, 여
인의 섬세한 손이 필요하다."

16세기에 활동한 영국의 외과 의사이자 시인인 존 할레
(John Halle)가 남긴 말이다. 지금도 외과 의사들이 지녀야 할
세 가지 소양으로 흔히 인용된다.

예리한 눈은 정확한 진단이다. 환자의 문제를 잘 관찰해서
정확한 진단을 내려야 한다. 진단은 곧 예후, 달리 말하면 예
측으로 이어진다. 수술해야 할 환자인가? 수술도 의미가 없을

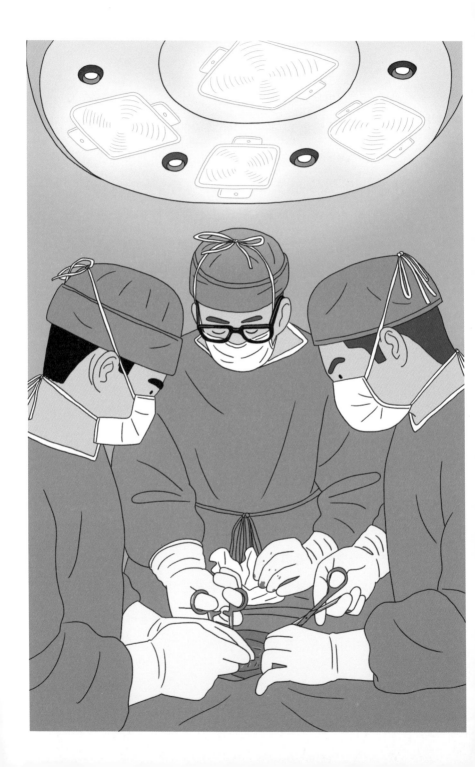

까? 정확히 판단해야 한다. 만약 수술하다가 내 손에서 죽을 환자라면? 안 해야 한다. 분명히 의사가 사람 잡았다는 소리를 들을 테니. 보호자들이 푸념으로만 그치겠는가? 무법천지의 시대에 내 목숨도 위험할 것이다. 그래서 매의 눈이 필요했다.

만약 수술해서 치료할 수 있다면? 그러면 수술해야 한다. 환자는 고통으로 비명을 지르고 까무러치겠지만 수술로 살려야 한다. 환자의 고통에 마음이 흔들리거나 두려움에 떨면 안 된다. 하지만 마취도 없던 시대이니 가능하면 빨리 끝내야 한다. 이때 필요한 것이 용기, 즉 사자의 심장이다.

일단 수술이 시작되면, 연약하고 망가지고 흐물흐물해진 몸과 생명을 구하기 위해 정말 꼼꼼하게 수술해야 한다. 환자를 누구보다도 소중히 다루어야 한다. 한마디로 실력이다. 이것을 여인의 섬세한 손길이란 은유로 표현했을 것이다.

하지만 이것이 전부는 아니었다. 무법천지의 시대에는 날쌘 말이나 그도 아니면 엄청난 가속을 내는 두 다리가 필요했다. 만약 수술이 잘못되면 재빨리 달아나야 했기 때문이다. 그래서 '외과 의사의 손은 환자를 살리지만 다리는 자신을 살린다'는 웃지 못할 말도 있었다.

21세기에는 외과 의사의 덕목에 튼튼한 다리나 날쌘 말 대신 따뜻한 공감이 필요해 보인다. 의사들은 자신의 전문 분야만 깊이 파는 성향이 있어서 주변을 잘 살피지 않는다. 그래서 불필요한 오해도 많이 받는다. 하지만 세상은 많이 변해서 이런 외골수를 좋아하지 않는다. 세상은 실력도 있고 공감력도 있는(둘 다 가능할 수 없다고 의사들은 생각하겠지만) 인격자를 원한다. 환자들은 이런 인격자에게 자신의 몸을 기꺼이 맡기려 한다.

한편으로는 권위도 필요하다. 환자나 보호자는 자신이 처한 상황을 이해하지 못해 어떤 판단을 내려야 할지 망설이며 귀한 시간을 낭비하는 수가 많다. 이런 순간에 도움이 되는 것은 의사의 자신감이나 전문가적 권위다. 그러기 위해서는 많은 경험을 쌓아야 한다.

판단력, 용기, 실력, 공감력, 권위, 경험…… 이것만으로도 쉽지 않지만 아직 부족하다. 나도 하나 추가한다면 겸손이다. 우리는 '더 많이 알수록 더 모른다'는 것을 아는 사람이다. 그것이 과학자의 태도다. 의학이 과학에 더 많이 의존할수록 우리의 한계도 더 분명해질 것이다. 좋은 과학자는 자신의 한계를 아는 사람이다. 한계를 알면 겸손할 수밖에 없다. 앞으로 외과 의사는 물론이고 의사들이 갈 길은 정말 멀다. 잔인한 이야기지만 더 많이 노력하는 수밖에 없다.

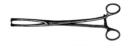

참고문헌

의학 : 놀라운 치유의 역사, 로이 포터 지음, 여인석 옮김, 네모북스, 2010
삽화로 보는 수술의 역사, 쿤트 헤거, 김정미 옮김, 이룸, 2005
닥터스, 셔윈 눌랜드 지음, 안혜원 옮김, 살림, 2009

3

뜨거운 호르몬의
격랑 속으로

크레이지 호르몬

AROUSED, 2018

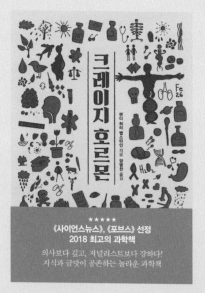

랜디 허터 엡스타인 지음 | 양병찬 옮김 | 동녘사이언스 | 2019

모든 인간관계를 좌우하는 것은 화학이다.

_《크레이지 호르몬》 중에서

입 밖에 내기 부끄러웠던 호르몬

호르몬. 입 밖으로 내기 부끄러운 단어였다. 호르몬에 대해 처음 배운 건 초등학교 자연 시간이었던가? 교과서에 실린 그림만 봐도 망측했다! 중학교 생물 수업 때도 대충 넘어간 듯하다. 무슨 소리인지 알 듯 말 듯했다. 사실은 그래서 더 궁금해지곤 했다. 그런데 막상 물어보려면 괜히 민망했다. 뭘 그렇게 자세히 알려고 하느냐는 눈치 아닌 눈치를 보기도 했다. 아마 그 시절, 나는 생애 처음으로 '호르몬의 급류'에 휩쓸리고 있었을 텐데, 이 놀라운 사건과 변화의 이치가 궁금해 죽겠는데 하지만 정작 호르몬은 일종의 금기어였다.

나이가 들어서도 마찬가지다. 나만 그런 것도 아닌 것 같다.

팔다리가 아프거나 위, 신장, 심장, 폐에 문제가 있다는 이야기는 남 앞에서 쉽게 할 수 있지만 호르몬 문제는 말하기 쑥스럽다. 여성 환자에게 생리는 규칙적인지 묻는 것도 조심스럽다. 하여간 이 영역에 대한 질문을 받으면 남모를 비밀을 들킨 것인 양 부끄러운 마음이 든다. 오죽하면 호르몬에 대한 학문인 '내분비학(內分泌學)'은 그 이름조차 비밀스러운 느낌이 들까?

지금의 내 모습을 만든 조각칼, 호르몬

호르몬은 중요하다. 호르몬의 역할은 인체 내부의 신호 전달이다. 우리 몸속에서 정보 전달을 하는 시스템은 두 개가 있다. 신경계와 내분비계다. 신경계의 신호 전달은 전선처럼 이어져 있다. 신호 발송지와 도착지가 신경줄로 끊이지 않고 이어져 있다. 하지만 내분비계는 호르몬을 분비하는 기관과 호르몬이 작용하는 기관이 연결되어 있지 않다. 신경계가 유선전화라면 내분비계는 무선통신이다.

무선통신 때는 전자기파가 공기 중으로 날아간다면, 호르몬은 혈류를 타고 흐른다. 공기 중에 다른 이용자들의 통화 신호가 뒤섞여 있지만 내가 건 전화는 내가 원하는 번호에 정확히 접속된다. 마찬가지로 피 속에 온갖 화학물질과 심지어 다른 호르몬들도 섞여 있지만 호르몬은 정확히 목표지점으로 간다. 배달 착오는 없다. 하지만 우리가 오해하지 말아야 할 것은 호르몬 자체가 뭔가 일을 하는 것은 아니다. 표적 기관으로 가서 어떤 일을 할 때가 되었다고 알려줄 뿐이다.

우리 몸의 호르몬은 아홉 곳의 핵심 내분비선(샘)('9몬샘'으로 기억하면 쉽다)에서 분비된다. 9몬샘은 머릿속의 송과선, 뇌하수체, 시상하부, 배 속의 췌장, 난소, 정소, 부신, 목의 갑상선, 부갑상선이다.

내분비란 체외(體外)가 아닌 체내(體內: 정확히는 혈류 속으로)로 내뿜는다는 뜻이다. 내분비의 반대 개념은 외분비로, 가장 대표적인 것이 땀이나 소화관으로 분비되는 소화액이다(췌장은 내분비와 외분비를 겸하는 기관이다). 우리가 눈으로 분비액을 볼 수 있다. 하지만 내분비물질, 즉 호르몬은 볼 수 없다. 분비되는 즉시 피 속으로 흘려버리는 탓에 보이지 않는다. 내분비 전문의들은 평생을 다루는 호르몬의 실물을 한 번도 본 적 없이 환자를 치료한다.

호르몬은 그리스어로 '충동, 자극, 흥분'이란 뜻에서 왔다. 호르몬 분비의 영향을 가장 크게 받는 시기는 사춘기다. 그래서 호르몬은 사춘기, 여드름, 성(性)을 떠올리게 한다. 사춘기 청소년들이 '질풍노도'로 상징되는 엄청난 격동을 겪는 것은 호르몬 분비 때문이다.

하지만 호르몬의 기능은 이 외에도 아주 많다. 성숙은 물론이고 성장, 대사, 행동, 수면, 스트레스, 자녀 양육, 기분 변화, 면역계에도 필요하다. 그러므로 호르몬은 우리 몸속에 언제든, 어디서든 있다. 사춘기가 지나도 여전히 열심히 제 일을 하고 있다. 나를 지금의 내 모습으로 깎고 다듬은 조각칼이 바로 호르몬이다. 이제 그 호르몬의 뜨거운 격랑 속으로 들어가 보자.

뇌하수체에서 발견한 성장호르몬

호르몬은 19세기 중반에 처음 발견했다. 어느 괴짜 과학자가 수탉의 고환을 자르고 붙이고 하면서 그 존재를 짐작하게 되었다. 이후 산발적으로 갑상선과 부신의 연구가 있었지만 큰 진전은 없었다.

내분비학의 창시자는 영국의 윌리엄 베일리스와 어니스트 스탈링이다. 소화기관의 신경 기능을 연구하던 그들은 소장

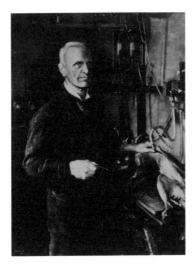

내분비학의 창시자 어니스트 스탈링

으로 음식물이 들어오면 소화액이 췌장에서 분비되는데(외분비) 이 둘 사이의 신호 전달이 신경을 통하지 않는 것을 확인한다. 그들은 소장 내막에서 '분비'되어 '혈류를 타고' 췌장으로 가 (외)분비선을 '자극하는 화학물질'을 발견했고 이를 '세크레틴(분비물질이란 뜻)'으로 불렀다. 그리고 이렇게 화학적으로 신호를 전달하는 물질을 '호르몬'으로 명명했다.

《크레이지 호르몬》에서 가장 많은 지면을 차지하는 것은 성장호르몬과 성호르몬이다. 특히 성장호르몬은 충격적인 사고도 있었고 지금도 키 크는 호르몬으로 우리의 관심을 많이 받고 있다.

성장호르몬(소마토트로핀)은 뇌하수체에서 분비된다. 아이들을 자라게 한다. 그렇다고 어른에게 필요 없는 것은 아니다. 혈당 균형, 단백질과 지방 대사, 인체 구조 유지, 면역계 자극에도 도움을 주니 평생 필요하다(성장호르몬이란 이름은 여러 기능 중 성장만 강조한 듯하다).

1866년에 프랑스 신경학자 피에르 마리는 몸이 지나치게 성장한 사람(거인)은 뇌하수체도 매우 크다는 것을 확인했다. 20세기 초에 미국 신경외과 의사 하비 쿠싱은 너무 뚱뚱하거나, 키가 너무 작거나 큰 사람들의 뇌하수체 역시 비정상이란 사실을 확인했다. 쿠싱은 그들이 놀림감이 되는 것은 부당하다고, 그들은 치료받아야 할 환자라고 주장했다. 그는 뇌하수체를 30년 동안 연구했다. 덕분에 뇌(腦)분비학은 그에게 많은 신세를 지고 있다.

쿠싱은 성장 촉진 인자를 발견하진 못했다. 대신 그의 제자가 1944년에 처음으로 동물의 뇌하수체에서 성장호르몬을 발견했다. 1956년에는 사람 뇌하수체에서 성장호르몬을 분리하는 데 성공했다. 그리고 2년 후인 1958년에 키가 작은 아이에게 성장호르몬을 주사해 키를 키웠다. 지금으로부터 65년 전 이야기다.

이 소식이 언론을 통해 널리 알려지자 아이들의 키 문제로 걱정이 많던 부모들이 반색했다. 키가 작아도 성장호르몬 주사만 맞으면 문제가 해결된다는 소식에 아이의 손을 잡고 병원으로 달려간 것이다. 하지만 막상 병원에서 의사들은 고개를 절레절레 흔들었다. 신문 기사에는 그렇게 나왔지만 주사약은 아직 없다는 실망스러운 말이었다(돈 주고 살 수 있는 주사약은 그로부터 20년 후에 나왔다).

의사들도 답답하기는 마찬가지였다. 인슐린(당뇨병 치료제)이나 갑상선호르몬(갑상선기능저하증 치료제)은 동물에서 추출한 것이라도 사람에게 효과가 좋았다. 이런 호르몬의 원료는 도축장에 가면 지천으로 널려 있었다. 하지만 동물의 뇌하수체에서 뽑은 성장호르몬은 사람에게는 아무 효과가 없었다. 아이의 키를 키우는 데는 사람의 성장호르몬(hGH; human growth hormone)만 효과가 있었다. 아이의 성장판은 입맛이 아주 까다로웠다.

뉴욕 롱아일랜드에 사는 발라반 부부는 반에서 키가 제일 작은 아들 제프를 위해 팔을 걷어붙이고 나섰다. 정신과의사인 아버지와 열성적인 어머니는 인맥, 학연, 지연을 다 동원했다(요즘 같으면 SNS나 유튜브에 올렸겠지만). 그리고 마침내 한 달 만에 100개의 뇌하수체를 모아 의사에게 가져갔다.

어떻게 구했을까? 당시만 해도 부검은 흔한 일이었고 부검의(병리학자)들이 뇌하수체를 떼어내는 것은 어려운 일이 아니었다. 뇌하수체를 연구하는 의사들의 부탁을 받으면 기꺼이 협조해주었다. 점점 수요가 늘자 소정의 사례비를 받고 넘기기도 했다(유족들은 이 사실을 당연히 몰랐다).

뇌하수체를 손에 넣은 연구자들은 여기서 성장호르몬을 추출해 연구도 하고 필요한 환자들에게 다시 넘겼다. 환자 보호자들이 구해오면 추출액의 50%는 처리 비용으로 받아 자신의 연구에 쓰고 나머지 50%는 환자용으로 돌려주는 식이었다. 다시 말하면 성장호르몬 주사를 맞고 싶으면 직접 뇌하수체를 구해올 것, 뇌하수체를 넘기면 일정량은 연구자에게 줄 것, 나머지는 주사용으로 되돌려 받을 것, 이렇게 뇌하수체의 유통과 사용 구조가 확립되었다.

물론 발라반 부부의 아들은 성장호르몬 주사를 맞기 시작했다. 치료는 계속 이어져야 했기에 부부는 뇌하수체 수집도 계속했다. 그런데 1년 정도 지나자 정부 기관 요원이 발라반의 집을 찾아왔다. "지금 당신들이 우리나라에서 국립보건연구원(NIH)과 재향군인관리국 다음으로 뇌하수체를 많이 보유하고 있는 것 알아요?" 그들은 뇌하수체를 독점하려고만 하지 말고 '공공의 이익'을 위해 써야 한다고 말했다.

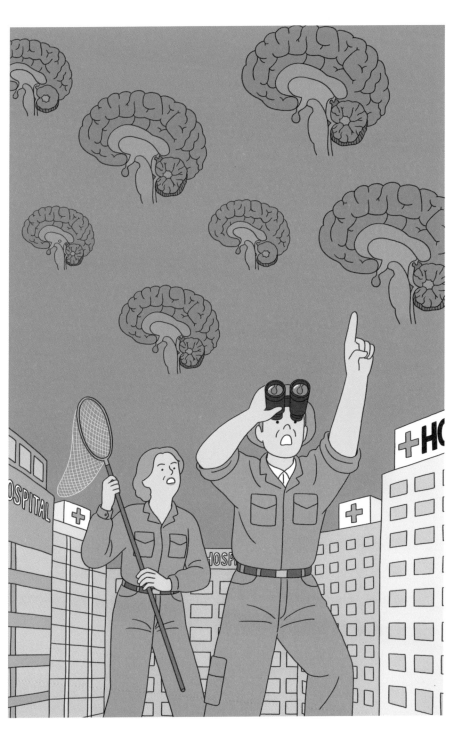

사실 그 무렵 뇌하수체를 구하기 위해 전 미국이 몸살을 앓고 있었다. 성장호르몬 수요는 늘고 공급은 한정되어 있어 부검의에게 인사치레로 주었던 사례비가 점점 올라갔다. 그것도 부족해 일종의 암시장도 생겼다. 부모의 능력이 아이의 키를 좌우할 지경이 되었다(이 시대에도 부모찬스라니!). 이 지경이 되자 정부에서도 나섰다. 그리고 뇌하수체를 가진 사람들이 모두 뇌하수체를 내어놓고 전문가들이 참여하는 조직을 만들었다. 이렇게 '국립뇌하수체 협회(NPA)'가 정부 후원으로 설립되었다.

이제부터는 모든 뇌하수체는 NPA로 모이고, 성장호르몬을 추출하고, 환자들에게 공급되었다. 이제 뇌하수체가 필요하면 직접 발품을 팔지 않고 이곳에 등록하고 연구에 협조하는 조건으로 주사를 맞을 수 있었다.

협회는 미국은 물론 전 세계에서 뇌하수체를 모았고 캘리포니아 주립 로스앤젤레스대학교(UCLA)에 있는 연구실로 보내 추출했다. 주사 대상자도 엄격히 심사해서 선정했다. 시스템은 아주 잘 돌아갔다. 뇌하수체들은 잘 걷혔고 성장호르몬 추출도 순조로웠다. 주사를 맞은 아이들도 쑥쑥 자랐다. 별문제 없이 모든 것이 순조로웠다. 하지만 오래 가지는 못했다.

1984년 봄에 샌프란시스코에 사는 20세 청년이 희귀 뇌질환인 크로이츠펠트-야콥병(CJD)에 걸려 6개월 만에 세상을 떠났다. CJD는 잠복 기간이 수십 년에 이르기 때문에 보통은 노인들이 걸린다. 하지만 청년이 CJD에 걸린 이유가 어릴 때 맞은 '오염된' 성장호르몬 때문이라는 사실이 밝혀졌다. 무엇에 오염되었다는 말인가? 청년이 맞은 성장호르몬을 추출한 뇌하수체 수백 개 중 하나가 CJD 환자였다는 말이다.

마른하늘에서 떨어진 날벼락 같은 사건이었다. 이 청년은 성장호르몬 치료의 초창기 수혜자였고 기적의 산증인이었다. 이 청년을 필두로 이제 유사한 일들이 줄을 잇는다면 어찌 될 것인가? 생각만 해도 끔찍했다.

1940년대 등장한 항생제, 1950년대 나온 폴리오 백신은 현대의학이 죽음을 이겨내고 얻은 찬란한 승리를 기념하는 상징이었다. 그리고 1960년대의 성장호르몬은, 죽고 사는 문제는 아니었지만 의학이 삶의 질을 높이는 방식으로 기여할 수 있다는 사실을 입증한 또 하나의 기적이었다.

곰팡이(항생제)나 동물 세포 조직 배양(백신)으로 얻는 것과 달리 성장호르몬은 사람의 몸에서 빼내어 썼다. 의학 역사상 사람의 몸에서 채굴해 쓴 것은 혈액 외에는 없었다. 수혈 역사 초기에 수혈 감염 사고를 겪었고 이를 예방하기 위해 간염이나 매독에 걸린 피를 미리미리 선별해서 공급원에서 차단

하고 있었다.

하지만 시신에서 얻는 뇌하수체는 그리 위험해 보이지 않았다. 당연히 부검의들이 전염병으로 죽은 환자의 시신은 제외했을 것이다. 하지만 문제는 CJD는 매우 드물고(1백만 명당 1~2명), 잠복기가 수십 년이고, 감염 여부를 미리 확인할 검사법도 없다는 거였다. 대부분은 별일 없지만 만약 하나만 섞여 들어와도 '물을 흐릴' 수 있었다(햄버거병의 패티 오염 과정과 비슷하다). 뇌하수체를 중앙에서 모아 처리하고 배분하는 시스템은 CJD 잠복기 환자 1명이 수십 명에게 CJD를 옮길 위험이 도사리고 있었다. 그리고 그런 일이 터지고 말았다.

왜 슬픈 예감은 틀리는 법이 없을까? 성장호르몬 치료를 받은 젊은 CJD 환자들이 속출했다. 1985년 4월 미국 식약청(FDA)은 사람 성장호르몬 치료를 금지했다. 하지만 이미 미국에서만 7,700명이 주사를 맞은 상태였다. 이후에 벌어진 일은 대혼란이었다. 성장호르몬 주사로 CJD에 걸린 사람은 미국에서만 26명, 프랑스에서 107명, 영국에서 51명이 나왔고 전 세계에서 196명이나 되었다. 내분비 의학 역사상 최대의 비극이었다.

그렇다고 해서 지금은 성장호르몬 치료를 안 하느냐면 그렇지 않다. FDA가 금지한 것은 자연산(?) 성장호르몬이었다. 하지만 '합성' 호르몬은 CJD에 오염될 리가 없으므로 무방했다. 마침 샌프란시스코의 작은 스타트업 회사에서 개발한 합성 성장호르몬이 대안으로 떠올랐다. 이 약은 사용 승인을 받았고 의사들은 이제 '영안실'이 아닌 '연구실'에서 온 성장호르몬으로 주사기를 채웠다. 이 약을 합성한 기업은 일약 바이오테크계의 떠오르는 샛별이 되었다. 바로 '지넨테크(Genentech)'이다.

그 외에도 임신 출산과 관련된 성호르몬 이야기, 폐경기를 하나의 문화 상품으로 만든 제약사 이야기, 스포츠 선수의 도핑 문제를 몰고 온 남성호르몬, 분만 촉진제로 쓰인 옥시토신이 용도 변경된 이야기, 올림픽에서 논란이 되는 성별 결정과 호르몬 문제, 배고픔과 관련된 호르몬 연구 등 말랑말랑하면서도 흥미진진한 호르몬 이야기들이 가득하다. 이제 안전벨트를 꽉 조이고 뜨거운 호르몬의 격랑 속으로 풍덩 뛰어들어보자.

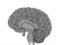

참고문헌

죽음의 향연, 리처드 로즈 지음, 안정희 옮김, 사이언스북스, 2006
피의 역사, 더글러스 스타 지음, 박범수 옮김, 이룸, 2004

4

잘못된 뇌가
바꾼 역사

세계사를 바꾼 21인의 위험한 뇌

世界史を動かした腦の病氣, 2018

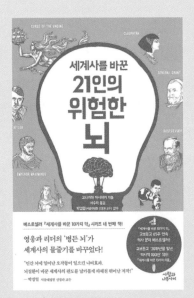

나가야 마사아키 지음 | 서수지 옮김 | 사람과나무사이 | 2021

모든 혼돈 속에도 우주는 존재하고
모든 질병에도 비밀스러운 질서는 존재한다.

_칼 융(Carl Gustav Jung, 스위스의 정신과의사) 《원형과 집단 무의식》 중에서

잘못된 뇌

2024년 7월 말, 바이든 미국 대통령은 연말에 있을 대통령 선거 도전을 포기했다. 그동안 잦은 말실수와 기력 저하로 이른바 '고령 리스크'를 안고 있었다가 TV 토론회에서 횡설수설한 것이 결정적인 치명타를 맞은 것으로 보인다(암살 미수 사건을 당한 트럼프 후보의 지지율 상승세도 기폭제가 된 듯하다).

국가 지도자가 인지 기능이나 판단력에 문제가 있다면 일단 국민의 큰 근심거리가 된다. 로마의 네로 황제, 영국의 조지 3세, 중국의 진시황, 고려의 공민왕, 조선의 연산군은 불필요하게 폭정을 펼치거나 자신이 개인적인 문제로 정사를 소홀히 한 대표적인 인물로 역사에 기록되는 불명예를 안았다.

이에 더해 그 나라가 힘 좀 쓰는 나라라면 주변 국가의 국민도 피해를 입는다. 나치 독일의 히틀러나 소련의 스탈린은 자국민은 물론이고 다른 나라의 국민까지 포함해 수백만 명에서 수천만 명의 죽음에 직접적이거나 간접적인 책임이 있다. 힘을 잘못 사용한 지도자 중 가장 악명이 높은 이는 독일의 히틀러다. 먼저 그의 잘못된 뇌가 불러온 몰락의 과정을 살펴보자.

파킨슨병에 더해 약물로 망가진 히틀러의 뇌

히틀러는 파킨슨병 환자였다. 오해하지 말아야 할 것은 파킨슨병에 걸렸다고 해서 당장 인지 기능에 문제가 생기는 것은 아니라는 점이다. 바이든 대통령이 언행에 자꾸 문제가 생기자 백악관에 불려간 의사도 인지 기능 장애가 특징인 알츠하이머병 전문가는 아니었다. 행동 문제를 주로 보이는 파킨슨병을 보는 의사였다. 두 질환 모두 퇴행성 신경계 질환이지만 정치적인 뉘앙스에는 미묘한 차이가 있다.

히틀러가 언제부터 파킨슨병을 앓았는지 정확히는 알 수 없다. 하지만 파킨슨병은 '겉으로 티가 나는 병'이므로 사진과 영상을 통해 추정해 보면 1933~4년경에는 확실히 티가 난다. 히틀러의 나이 45세로 공교롭게도 독일 최고 권좌에 오른 때다(그전에는 그렇게 주목받지 못해 영상 자료가 충분하지 못하다는 점을 고려해야 한다). 이 무렵의 영상을 보면 최고 권력자 히틀러가 양손을 다소곳이 모으고 있는 장면이 많다. 겸손함과는 거리가 먼 그의 행적을 감안해 볼 때 무척 어색하고 억지스럽다.

그의 주특기인 연설 장면을 보아도 그렇다. 카리스마 넘치는 연설로 독일인의 마음을 단박에 사로잡은 그가 아닌가? 양손을 휘두르고 힘차게 주먹을 불끈 쥐며 핏대를 세우고 독설을 퍼붓던 모습은 사라졌다. 이제 권좌에 올랐으니 점잖게 행동하려는 것이 아니었다. 파킨슨병 때문이다.

1939년에 제2차 세계대전 발발한 이후 히틀러가 대중 앞에 등장한 적도 거의 없다. 마음은 굴뚝 같겠지만 파킨슨병 때문에 히틀러는 행동에 많은 제약을 받았다. 점령지 파리에서도 이상하리만큼 다소곳하고 점잖은 표정이었다. 독일 국민이 볼 수 있는 총통의 모습은 아주 교묘하게 편집된 화면 속에 등장하는 그림자일 뿐이었다.

파킨슨병은 뇌의 퇴행성 질환으로 손 떨림, 무표정, 전신 경직, 구부정한 자세, 느린 동작이 특징이다. 이 병은 영국 의사인 제임스 파킨슨(James Parkinson)이 1817년에 처음 보고했다. 한 세기가 지나 러시아의 신경병리학자가 뇌의 흑질(중뇌의 일부로 검게 보인다)에 문제가 생겨 파킨슨병에 걸린다고 밝혔다. 원인은 알았지만 치료제는 없었다. 히틀러가 권력을 잡던 1930년대가 되면 뇌의 일부를 파괴하는 과격한 수술법이 있기는 했지만 효과는 없었고 부작용은 끔찍했다. 세계 지배를 꿈꾸는 총통이 받을 만한 수술은 아니었다.

파킨슨병의 치료법은 도파민(dopamine) 연구에서 나왔다. 1950년대에 뇌에서 흥분성 신경전달물질인 도파민이 발견되었고, 1960년에는 파킨슨병 환자의 뇌에서 부족한 것이 흑질에서 만드는 도파민이라는 것이 알려졌다. 흑질-도파민-파킨슨병의 연관성이 알려지자 도파민을 파킨슨병 치료제도 사용했다. 1967년에 나온 L-도파(몸속에서 도파민으로 변한다)가 지금도 치료제로 쓰인다.

하지만 히틀러 시대에는 치료제가 없었다. 1945년 4월, 베를린의대 정신과 교수가 히틀러를 파킨슨병으로 진단하고 파킨슨병 치료제의 원조격인 '하르민(harmine)'이란 약을 처방했다. 하지만 그달이 가기 전에 히틀러는 지하 벙커에서 스스로 목숨을 끊었다.

20세기 전반기에 독일의 과학, 기술, 의학은 세계 최고 수준이었다. 당연히 독일의 과학자와 의사들은 총통을 치료하

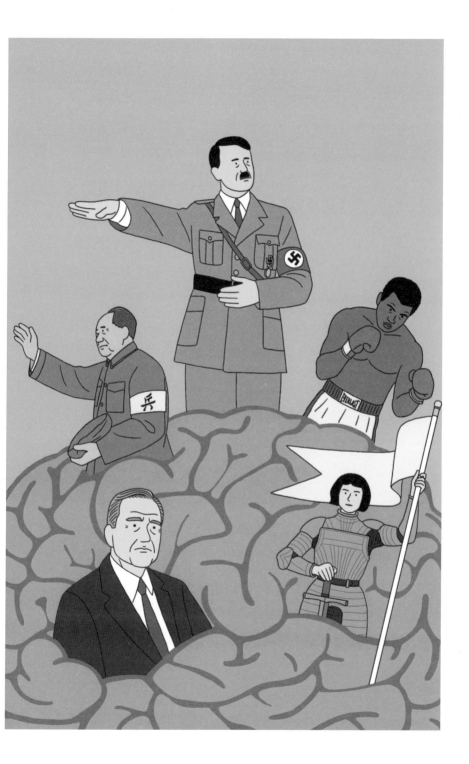

기 위해 수단과 방법을 가리지 않았다. 히틀러의 주치의로 비뇨기과 의사였던 테오도르 모렐(Theodor Morrel)은 다양한 성분의 주사약을 총통에게 맞혔다.

히틀러는 모렐의 주사제가 아주 마음에 들었다. 주사를 맞으면 기운이 솟고, 몸이 가벼워지고, 머리 회전이 빨라지는 기분이 들었다. 아침에는 축 처져 있다가도 오후가 되면 딴사람이 되었다. 주사약 중에는 카페인, 테스토스테론, 코카인, 메스암페타민(methamphetamine)이 섞여 있었으니 당연했다. 특히 메스암페타민은 우리가 지금 필로폰(philopon)이라 부르는 마약이다.

그렇다면 메스암페타민 덕분에 파킨슨병의 증상이 사라진 걸까? 아니다. 메스암페타민에 중독되면 나중에 파킨슨병에 더 잘 걸린다. 그러니 오히려 해롭다. 하지만 강력한 흥분-각성 효과 때문에 피로한 줄도 모른 채 밤잠도 잊고 집중력이 좋아지는 효과를 보았을 것이다. 할 일이 태산이지만 몸이 무거웠던 히틀러는 크게 만족했다.

물론 메스암페타민의 효과가 오래 가진 못했다. 히틀러가 말년에 보인 심한 감정 기복이 이 약 때문일 수 있다. 약효가 강할 때는 지나치게 흥분해 분노 발작까지 이르렀으니까. 이런 증상은 파킨슨병 환자에게는 잘 보이지 않는다.

메스암페타민은 계속 사용하면 결국 마약 중독 상태에 이른다. 망상(妄想)이 심한 정신병 상태가 된다. 망상이란 근거가 없는 허황된 생각이다. 전쟁 말기에 궁지에 몰린 히틀러가 과도한 자신감을 보이고, 이치에 맞지 않는 작전 명령을 내리고, 얼토당토않은 궤변을 늘어놓는 것도 약 부작용으로 생긴 망상으로 볼 수 있다.

사실 히틀러를 권좌에 불러들인 데는 바이마르공화국의 파울 폰 힌덴부르크 대통령 탓도 크다. 대통령은 치매에 걸린 상태로 직무를 수행했는데 국정 장악력이 떨어지자 측근 3인방이 권력을 휘둘렀다. 나라는 엉망이 되었고 국민은 실망했다. 그리고 정치력은 없지만 보고 듣기에 좋은 과격한 연설과 극단적 민족주의를 자극하는 나치당과 히틀러에 표를 몰아주었다.

전쟁 막바지인 4월, 베를린의 지하 벙커에 숨어 있던 히틀러에게 반가운 소식이 날아왔다. 1945년 4월 12일에 미국의 프랭클린 D. 루스벨트 대통령이 63세의 나이로 갑자기 세상을 떠난 것이다. 심한 고혈압 때문에 생긴 뇌출혈 때문이었다. 히틀러는 전세를 역전시킬 좋은 기회가 왔다고 생각하고 샴페인을 터트렸다. 자신에게 총을 겨누기 불과 18일 전이었다.

고령의 고혈압 환자였던 루즈벨트

루스벨트 대통령의 건강 문제도 새삼스러운 것은 아니었다. 그는 이미 폴리오(소아마비) 때문에 다리를 쓰지 못해 바퀴의자 신세를 졌다. 고혈압과 심장병을 앓았고 지독한 골초였다. 진주만이 공격당했을 때는 혈압이 무려 188/105mmHg나 되었다. 지금이라면 고혈압 약을 먹기만 해도 조절이 되었을 텐데 당시에는 좋은 혈압치료제가 없었다.

1945년 1월에 미국 역사상 전무후무한 네 번째 임기를 시작한 4선 대통령의 얼굴에 병색이 완연하자 국민은 충격을 받았다. 그리고 얼마 후 크림반도의 얄타까지 가는 긴 여행길에 올랐다. 스탈린이 처칠과 루즈벨트를 이곳으로 불러 전후 문제 처리를 위한 이른바 '얄타회담'을 열었기 때문이다.

얄타에서는 어쩌면 루즈벨트 대통령이 쓰러질지도 모른다는 소문까지 돌았다고 하니 몸 상태가 말이 아니었던 것으로 보인다. 혈압은 300/170mmHg으로 치솟았다(지금 같으면 당장 응급실로 가야 할 수준이다). 몸이 안 좋으니 정신적 에너지도 약하고 판단력에도 문제가 생길 가능성이 크다. 당시 사진을 보면 누가 봐도 환자의 낯빛이다. 아니면 만사가 귀찮다는 듯 멍한 표정이다.

그래서일까? 미국 국민은 얄타회담에서 대통령이 판단을 잘못해서 스탈린에게 너무 많이 양보해 주었고, 국익을 해쳤다고 평가했다(우리 민족의 명운도 여기서 결정되었다). 한동안 루스벨트는 미국 사상 최악의 대통령으로 국민에게 손가락질까지 받았다. 그리고 4월에 갑자기 세상을 떠났다.

이런 학습 효과 때문에 미국민들은 고령에 횡설수설하는 바이든 대통령에게 우려의 눈길을 보낸 것일지도 모른다. 바이든 대통령의 재선 도전 포기는 결국 루스벨트의 전철을 밟지 않게 하려는 고육지책이었다.

이 책에는 뇌와 신경 질환을 앓으면서 세계사에 영향을 준 여러 인물의 이야기로 풍성하다. 영국과 프랑스 사이의 100년 전쟁을 끝낸 뇌전증 환자 잔 다르크, 엄청난 덩치와 괴력의 소유자로 뇌질환을 앓았던 것으로 추정되는 로마의 막시미누스 황제, 코브라의 맹독으로 편히 죽은 클레오파트라, 뇌종양 때문에 엉뚱한 작전 명령을 내리고도 취소를 거부한 영국의 해군 제독, 루게릭병을 앓은 마오쩌둥, 혈관성 치매를 앓은 소련의 최고 권력자, 근육병으로 요절한 페라리의 후계자.

책에서 다루지는 않았지만 후보에 추가할 인물도 꽤 많다. 중국의 진시황도 뇌에 문제가 있었을 것이고 조선의 연산군도 문제가 많았다. 그러고 보니 소련의 스탈린이 빠져 있다.

스탈린은 빠트리고 지나갈 수 없는 문제적 인물이다. 우리 한 민족의 분단과 전쟁에도 큰 영향을 미친 인물인데 그냥 넘어 갈 수 없다. 스탈린의 죽음에 대해서도 조금 알아보자.

우리나라에 영향을 준 스탈린의 죽음

얄타에서 많은 것을 얻은 스탈린도 사실은 문제가 많았다. 얄 타회담 8년 후 스탈린은 갑자기 세상을 떠났다. 스탈린도 이 런저런 병을 앓는 환자였다. 말년에는 고혈압, 심장발작, 가 벼운 뇌졸중 등을 겪었다. 하지만 의사의 처방과 권고 사항은 깡그리 무시하고 약도 먹지 않았다. 가족도 없이 혼자 살면서 흡연, 음주, 기름진 음식, 과로 등으로 건강을 해쳤다. 그가 가 장 즐겼던 휴식은 측근들을 별장으로 불러 새벽까지 진탕 먹 고 마시고 놀고 영화 보는 것이었다.

　다른 한편으로 스탈린은 잔인한 사람이었다. 공감능력이 없고, 총칼로 문제를 해결하고, 의심증도 심하고, 양보나 타협 은 자신의 권력을 무시하는 행위로 생각했다. 측근이라 할지 라도 눈 밖에 나면 바로 철창행이었다. 심지어는 유능한 주치 의조차 간첩죄를 씌워 감옥에 집어넣었다.

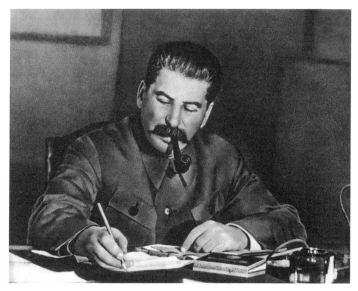
의사의 처방을 무시하고 무절제한 생활을 계속했던 스탈린

　75세의 독거노인, 생활습관병, 심한 의심병, 무절제한 생
활…… 이런 것들이 모두 힘을 합쳐 스탈린을 쓰러뜨릴 마지
막 일격의 에너지를 모았다. 그리고 마침내 폭발했다.

　스탈린에게 최후의 만찬은 1953년 2월 28일 토요일 저녁
식사였다. 별장에서 최측근 4명과 함께 거나하게 취해 떠들고
마신 후 새벽 5~6시쯤 손님들은 집으로 돌아갔다. 다음날 종
일 스탈린은 방 밖으로 나오지 않았다. 밤에 경호원이 우편물
을 전하려고 방에 들어갔다가 바닥에 쓰러진 스탈린을 발견

했다. 스탈린이 오줌을 지린 채 바닥에 누워 있었고 말을 못하고 한쪽 팔다리를 쓰지 못했다. 급한 전갈을 받고 전날 마지막 시간을 같이 보냈던 최측근 4명이 다시 모였다. 하지만 사태를 수습하지 못하고 그냥 돌아가 버렸다. 스탈린은 사실상 방치되었다.

측근 4인방의 머리는 복잡했다. 혹시 연극이 아닐까? 부하들이 어떻게 나오는지 떠보려는 술책은 아닐까? 그래서 가볍게 움직이지 못하고 누구도 앞장서 나서기를 꺼렸다. 책임 회피를 목적으로 회의를 열고 위원회를 소집해 월요일 새벽에야 의사를 불렀다. 이런저런 치료법을 시도했지만 스탈린은 5일 후 세상을 떠나고 말았다.

부검을 해보니 뇌에서 고혈압성 뇌출혈 소견, 다발성 뇌경색, 뇌동맥경화증의 소견이 나왔다. 고혈압을 조절하고 절제된 생활만 했어도 뇌출혈은 예방했을 것이다. 한편으로는 치료하지 않은 고혈압 → 뇌동맥경화증 → 뇌세포에 혈액 공급 차단 → 뇌세포 소실 → 인지기능 저하로 이어진 것으로 보인다. 말년에 보인 편집증, 판단력 결여, 무절제, 고집불통 등이 모두 뇌의 문제였던 것이다.

스탈린의 뇌는 스스로를 죽음으로 내몬 것뿐만 아니라 소련 국민의 삶과 죽음에도 큰 영향을 미쳤다. 스탈린의 공포정치 동안 숙청당해 목숨을 잃은 사람은 최대 120만 명에 달한다. 자국민들뿐만 아니라 한반도에 사는 3천만 한민족의 역사에도 영향을 주었다.

6·25전쟁을 시작하도록 도왔고, 전쟁에 중국을 끌어들인 것도 그였다. 개전 1년 만에 전선이 원래의 지점에서 교착된 채 끝없는 소모전을 벌였지만 모두가 바라던 휴전 회담이 성사되지 못한 것도 스탈린의 계산 때문이었다. 그래서 미국과 중국이 무제한의 재래식 전쟁을 벌이고, 그 전쟁터를 내준 한민족이 회복할 수 없는 상처를 입은 데는 그의 책임이 크다. 스탈린이 죽자 소련의 전쟁 동력도 급격히 약해졌다. 다른 것은 몰라도 한민족 사상 최악의 비극이 스탈린의 죽음으로 조금은 앞당겨진 것은 분명하다.

참고문헌

스탈린; 독재자의 새로운 얼굴, 올레크 V. 홀레브뉴크 지음, 유나영 옮김, 삼인, 2017
역사를 바꾼 31명의 별난 환자들, 리차드 고든 지음, 김철중 옮김, 에디터, 2001
위대한 독재자와 전투기 조종사, 블레인 하든 지음, 홍희범 옮김, 마르코폴로, 2022

5

공감하게 만드는
문학의 힘

한씨연대기

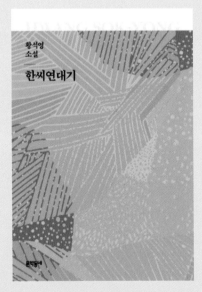

황석영 지음 | 문학동네 | 2020

허약하지 않거나 질병에 걸리지 않은 사람은 거의 없다.
그리고 바로 그 허약함이 우리를 예기치 않게 돕는다.

_윌리엄 제임스(William James, 미국의 철학자, 심리학자)
《종교적 경험의 다양성》 중에서

부산의 슈바이처, 장기려 박사

어느 지역마다 그 고장을 대표하는 의사가 한두 사람은 있기 마련이다. 내 고향 부산에서는 소아과 하면 A원장, 산부인과 하면 B원장, 간(肝) 질환 하면 C교수, 갑상선 하면 E교수 등이 지역의 대표 의사였다. 하지만 환자들이 치료 여부를 떠나 손 길만 한번 닿아도 병이 씻은 듯 나을 것 같다고 생각한 명의 는 따로 있었다. 장기려 박사다.

장기려 박사는 부산 사람들에게 북한에서 김일성 주치의였던 사람, 월남 후 부산에서 전재민 구호 병원을 세운 봉사자, 그리고 실력 있는 외과 의사로 후학들도 많이 키운 의대 교수로 기억되고 있다. 그는 언제나 가난하고 아픈 사람들을 위해 일했고 평생 봉사와 희생정신을 몸소 실천했다. 의사로서 실력이나 인간적인 품성이나 사회에 대한 봉사 정신이나 무엇 하나 흠잡을 것 없는, 살아있는 성인이자 '부산의 슈바이처'였다.

부산에 살면서 나도 가까이서 박사님을 두어 번 뵌 적이 있다. 세월의 연륜이 느껴지는 은발을 단정하게 뒤로 빗어 넘기고, 날카롭지만 자애로운 눈빛으로 환자를 돌보던 모습이 지금도 눈에 선하다.

고향을 떠나고 세월이 한참 지나면서 종종 뉴스를 통해 박사님의 근황을 들었다. 북에 남은 가족이 있다는 것도, 이산가족 상봉이 무산되었고, 얼마 후 세상을 떠난 것도 알았다. 그러고도 한참 동안 박사님을 잊고 살았다.

그런데 우연히 읽은 소설 《한씨연대기》에서 장 박사님을 다시 만난 것 같은 착각이 들었다. 소설 내용이 장 박사님의 삶과 많이 닮아 보였다. 소설 속 한 씨의 삶과 실존했던 장 박사님의 삶이 날줄과 씨줄처럼 서로 얽혀 있는 것 같았다. 마치 한 씨의 또 다른 평행 우주가 장 박사님의 삶처럼 보였다. 이것이 나만의 생각인지 이 자리를 빌려 함께 살펴보고 싶다.

남북 양쪽에서 버림받은 의사

6·25전쟁 정전 후 18년이 지난 1971년, 쪽방촌에서 장의사
(葬儀社)의 조수로 일하며, 세상과 담을 쌓고 정체 모를 두려움
에 떨며 숨어 살던 노인이 세상을 떠난다. 노인이 남긴 낡은
가방 속에서는 뜻밖에도 독일제 고급 청진기와 수첩이 나왔
다. 이웃들이 수첩에 적힌 이들에게 연락했고 고인의 누이동
생, 딸, 친구가 찾아와 장례를 치른다.

뒤늦게 알게 된 노인의 이름은 한영덕으로 57세였다. 고향
은 평양, 직업은 의사. 그런데 보통 의사가 아니었다. 북한 최
고의 명문대학인 김일성대학교 의학부 산부인과 교수를 지
낸 잘나가던 의사였다. 하지만 북한 정권에 적극 찬동하지 않
아 회색분자로 찍혔고, 당 간부를 제쳐두고 위급한 소녀를 먼
저 수술한 일로 고위층에게 밉보여 감옥에 끌려가고 만다. 하
지만 UN군의 평양 함락 직전, 학살터의 아비규환에서 간신히
목숨을 구한다.

구사일생 살아 돌아와 보니 평양의 주인이 바뀌어 있었다.
북한 정권은 북으로 도망가고 UN군이 평양을 점령했다. 다른
북한 의사들처럼 UN군에 자원입대하면 빨갱이 딱지도 떼고,
군의관으로 일하며 대우도 받게 되지만 그는 거절한다. 자신

의 신변보장이나 받자고 어느 쪽의 군에 들어가는 것은 옳지 않다는 거였다.

하지만 전세는 곧 역전되어 짧은 북진 끝에 UN군이 후퇴를 시작한다. 평양의 주인이 다시 바뀔 것이다. 그렇게 되면 그의 판단을 옳은 것으로 볼 수 있을까? 아니었다. 그는 이미 평양 정권이 사형선고를 내린 사람이 아닌가. 이미 처형되었어야 할 자신을 가만둘 리가 없었다. 정신을 차린 한 교수는 일단 가족들을 남겨 두고 혈혈단신으로 월남한다.

일단 남쪽으로 내려온 이상 UN군에 자원입대했다면 사정이 달라졌을 것이다. 하지만 한 씨는 무면허 의사가 차린 의원에 '바지' 원장으로 취업했다. 목구멍이 포도청이라 호구지책으로 어쩔 수 없는 일이라 치자. 하지만 궁벽한 처지에도 열심히 돈 벌 생각은 안 하고 시종일관 원리원칙만 따지는 고지식한 품성을 버리지 못한다. 이런 한 씨에게 다른 의사들은 질려 하며 한 씨를 내쫓기 위해 북한의 남파간첩이라고 고발한다. 보안대에 끌려간 한 씨는 모진 고문을 받지만 끝내 간첩 혐의를 인정하지 않고 버틴다.

다행히 정전이 되고 한 씨는 간첩 혐의는 벗었지만 의료법 위반이라는 억울한 누명을 쓴다. 이때도 자신을 적극 변호하면 빠져나올 수 있었음에도 한 씨는 '의사인 죄'라며 자신의 운명으로 받아들인다.

출옥한 후, 이런저런 일을 해보지만 하는 일마다 실패한다. 비슷한 처지로 고향 친구이자 동료 교수였던 서학준은 남쪽에서도 부귀영화를 누리며 사는 데 비해 한 씨의 처지는 정반대다. 곧이곧대로 사는 사람, 세상과 타협하지 못하는 한 씨는 북에서는 권력에, 남에서는 돈에 고개 숙이지 않아 남북 양쪽에서 미움받는 처지가 된다.

결국 한 씨는 북쪽에 두고 온 가족과 만나지도 못하고, 남쪽에서 얻는 새 가족과 함께 살지도 못한 채 외로운 떠돌이로 살아간다. 마지막으로 얻은 일은 장의사의 조수였다. 죽어가는 사람을 살리던 일을 그만둔 죄로 받은 천형(天刑)이었을까? 이제 한 씨가 할 수 있는 건 숨이 끊어진 이들을 수습하는 일이었다. 하지만 정작 자신을 수습해 줄 사람에게는 연락도 못한 채 혼자 쓸쓸히 눈을 감는다.

장기려 박사의 일생

물론 소설 속의 이야기다. 현실이 아니다. 하지만 일제 강점, 분단, 전쟁, 월남, 이산(離散)을 겪은 의사가 실제로도 있을 것이다. 그 대표적 인물이 바로 장기려 박사다. 작가가 장기려 박사의 삶에서 모티브를 얻어 소설을 썼는지는 알 수 없다. 두 사람의 말년은 다르지만 인생 전반기는 거의 비슷해 깜짝 놀랐다.

장기려 박사는 1911년생으로 일단 소설 속 한 씨와 동갑이다. 경성의전을 나왔고(한 씨는 평양의전), 나고야 제국대학에서 의학박사 학위를 받았다(한 씨는 교토제국대학). 김일성대학 외과 교수(한 씨는 산부인과 교수)를 지냈다.

장기려 박사는 김일성이 급성 복통이 생겼을 때 불려가 맹장염 진단을 내렸다(당시 주치의는 요로 결석으로 오진해 아픈 검사까지 해서 혼쭐났다). 맹장염 수술은 소련 군의관이 했지만 이 이야기가 와전되어 부산에서는 '김일성 주치의'로 알려졌다.

장기려 박사는 전쟁 전, 평양에서 박사 학위도 받았고, 북한 정권에 적극 찬동하지도 않았지만 모범일꾼상까지 받았다. 독실한 기독교 신자인데도 평양 정권이 박해가 아닌 포상과 대우를 해준 것은 북한을 대표하는 외과 의사였기 때문일 것이다.

장기려 박사는 전쟁이 터졌을 때 북한에서 살았다. UN공군의 평양 공습 와중에도 피난 가지 않고 병원에서 부상자를 돌보았다(한 씨도 그 상황에서 수술을 했다). UN군의 평양 입성 직전에 어쩔 수 없이 시골로 피신했다. 후퇴하는 북한군에 끌려갈 위험이 높은 주요인사였기 때문이다(한 씨는 당 간부의 고발로 형무소에 끌려갔다).

UN군의 평양 함락 후 국군 야전병원과 민간병원에서 일했고(한 씨는 거절했다) UN군 후퇴 때 둘째 아들만 데리고 월남해서 부산으로 갔다(한 씨는 혼자 월남했다). 장기려 박사의 첫째 아들은 인민군 장교로 끌려갔다(한 씨도 마찬가지다). 장기려 박사는 부산에 있는 육군병원에서 일했다(한 씨는 가짜 의사의 동업자가 되었다).

하지만 방첩부대에 부역자(적에게 협조한 사람)로 찍혀 끌려가 7일 동안 갇혀 있었다. 북한 정권에서 받은 박사 학위, 포상, 김일성대학 교수 자리, 기독교인임에도 탄압받지 않은 점 등이 부역 혐의가 되었다(한 씨도 비슷한 혐의로 같은 신세가 되었다). 하지만 미국인 선교사의 구명운동으로 풀려났다(한 씨는 구명 받지 못했다).

비슷한 궤적을 걸어온 두 사람의 삶은 이 시점부터 180도 달라진다. 장기려 박사는 천막으로 지은 '복음진료소'를 세워 난민들과 가난한 이들을 치료하고 도왔다(한 씨는 시간제 의사로 일하기는 했지만 의사 일에 염증을 느끼고 가운을 벗어버렸다. 결국 정보기관의 고문 트라우마에서 헤어나지 못한 것이다). 진료소는 복음병원을 거쳐 고

신의료원으로 남아 있다(한 씨는 어둠 속으로 숨어 들어가 사회와 척을
지고 외톨이로 살다 죽었다).

장기려와 문학

파란만장한 삶을 살았던 장기려 박사는 동시대 문인에게도
영감을 주었을까? 특히 춘원 이광수의 소설《사랑》에 등장하
는 의사 안빈이 장기려 박사를 모델로 했다고 알려져 있다.
하지만 안빈은 개원의로 내과 의사이다. 소설 내용도 장기려
박사의 삶과 많이 다르다. 장기려 박사도 연관성을 부인했다.

그런데 어쩌다 이런 소문이 생겼을까? 춘원은 1927~8년에
신장결핵을 앓아 경성의전 부속병원에 입원했다. 조선 제일
의 외과 의사인 백인제 박사에게 수술받고 10년 후에 척추
결핵으로 재입원했다. 그 직후인 1938년에《사랑》이 출간되
었다.

두 번째 입원 시기에 아마도 백인제의 조수로 일하던 청년
(26세) 장기려와 만났을 것이다. 장기려는 1932년에 경성의전
을 졸업하고 1940년까지 경성의전 부속병원에서 백인제의
조수와 외과 강사로 일했기 때문이다. 그리고 1940년에 평양

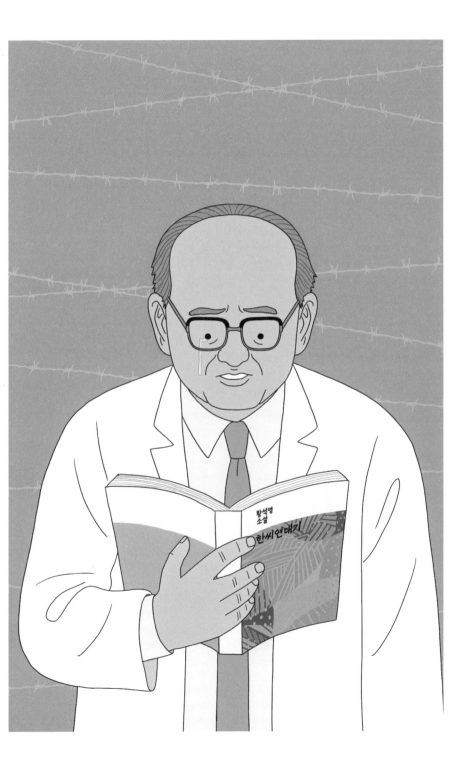

으로 갔다.

이 잠깐의 만남으로 두 사람이 얼마나 깊은 대화를 나누었는지 알 수는 없지만 나는 《사랑》의 안빈보다는 《한씨연대기》의 한영덕이 장기려 박사의 삶과 닮은 점이 더 많다고 생각한다.

평행 우주 같은 두 사람

한 씨도 장기려 박사도 모두 고향에서 쫓겨난 자, 돌아갈 곳이 없는 사람이었다. 어쩔 수 없이 선택한 새로운 땅은 그들에게 그다지 호의적이지 않았다. 그저 하루하루를 살아가는 고단한 삶을 부과해 주었다. 그들이 삶의 터전으로 삼은 그곳에서 권력자들에게 협조했다면 다른 동료들처럼 편하게 살았을 것이다. 한 씨가 위중한 소녀 대신 정권 고위층을 먼저 수술했다면 처형장에 끌려가는 일은 없었을 것이다. 가족까지 버리고 혈혈단신 월남했다면 뒷배를 봐줄 사람도 없는 처지임을 명심하고 남쪽의 물정을 잘 파악했어야 했다. 그랬다면 독거노인으로 쓸쓸한 죽음을 맞지는 않았을 것이다.

한 씨와 비슷한 처지였지만 세상 물정을 알았던 친구 서학준의 성공은 한 씨의 삶과 극명히 대비된다. 못 이기는 척 시류에 편승하기만 했어도 친구처럼 남쪽에서 안착할 수 있었을 것이다. 하지만 양심의 소리에 귀 막지 못하는 사람이 있다. 울부짖는 사람의 고통에 눈 감지 못하는 사람이 있다. 그들은 현실에서는 실패자가 되기 때문에 찬란한 역사의 장에서는 자리를 얻지 못한다. 대신 어둠 속에서 쓰인 소설로 기억된다.

우리는 역사 속 위인보다 소설 속 인물에 마음이 흔들리고 그들의 삶에 공감하는 경우가 많다. 주인공에게 일어나는 일을 마치 내가 겪는 것처럼 체험하고 그의 삶에 깊이 공감하게 만드는, 거짓말 아닌 거짓말. 그것이 쓸모없어 보이는 문학의 쓸모인지 모르겠다. 한 씨의 삶과 장기려 박사의 삶은 서로 대척점에 있는 것이 아니다. 선택에 따라 두 삶이, 그 빛깔이 우리 삶에 조금 다르게 스며드는 것뿐이다. 중요한 것은 어느 빛깔을 더 많이 쓰고 싶은지는 우리의 선택에 달렸다는 것이다.

참고문헌

성산 장기려, 이기환 편저, 한걸음, 2002

6

인류에게
겸손을 권하는 존재들

치명적 동반자, 미생물

Deadly Companions, 2007

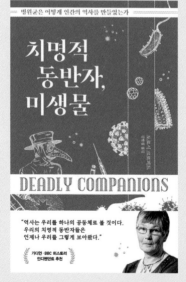

도로시 크로퍼드 지음 | 강병철 옮김 | 김영사 | 2021

시간이 지나면서 전문적인 지식이 쌓이면
사람은 자기가 하는 일과
자기가 아는 것의 노예가 되어버린다.

_프랑수아 자코브(François Jacob, 프랑스 생물학자)

지구 역사를 관통하는 미생물

46억 년 전, 지구가 생겼다. 최초의 지구는 마치 쇳물을 녹이
는 용광로 안의 풍경처럼 펄펄 끓는 곳이었다. 여기에 더해
외계의 작은 천체들이 지구 중력권에 빨려와 충돌하면서 다
양한 원자와 물질이 쏟아져 들어와 지구의 구성원이 되었다.
그러더니 물이 생겼고, 불을 만나 증발해 구름이 되었고 곧
비가 되어 내렸다. 이렇게 지구는 점점 식어가며 바다를 만들
었다.

40억 년 전에 바다에서 최초의 생명체인 미생물이 생겼다.
생물 시간보다는 화학 시간에 볼 수 있는 분자 형태의 미생물
이다. 태고의 미생물은 극한 환경을 견디며 생존했고 지구 곳

곳으로 퍼져갔다. 그리고 세균이 태어나 30억 년 동안 지구를 독점했다.

다양한 지구 환경에 적응하며 변종에 변종을 만들어내던 세균 중 풍부한 이산화탄소와 햇빛을 이용해 산소를 만드는 (광합성) 세균(시아노박테리아)이 나타났다. 산소가 풍부해진 지구에 산소를 이용해 에너지를 만드는 세균도 등장했다. 이런 특별한 세균들은 다른 세포에 공생하며 엽록체나 미토콘드리아가 되었다. 단세포생물은 진핵생물(핵이 분명한 '진핵' 세포), 다세포생물로 진화해 나갔고 점차 복잡한 생명체, 고등한 생명체로 진화했다.

고등한 생명체가 탄생했다고 해도 미생물은 사라지지 않았다. 고등한 생명체가 지능으로 적응했다면 미생물은 다양성을 무기로 적응해 나갔다. 다양성 덕분에 미생물은 어떤 환경에서도 살아남았다. 한마디로 미생물은 지구 역사를 통해 언제나, 어디에나 있었다.

20만 년 전 호모 사피엔스가 아프리카에서 출현했다. 인간에게는 감격스러운 순간이지만 미생물의 입장에서 보면 대수롭지 않은 일이었다. 이미 호모 사피엔스의 조상들 속에서 미생물이 살고 있었으니까. 인간은 모르고 있겠지만 사람의 장 속에는 100조 마리의 미생물이 살고 있고, 무게만 따져도

1kg이나 된다. 숫자로 따져보면 사람의 몸을 이루는 세포 수보다 체내 미생물의 수가 10배나 많다. 몸속 세포에게 투표권이 있다면 인체를 좌지우지하는 것은 미생물이 될 수도 있다.

몸속만이 아니다. 피부에도 미생물은 붙어 있고, 생존의 필수품인 공기, 물, 음식에도 있다. 하지만 호모 사피엔스는 그 사실을 전혀 몰랐다. 미생물은 인간의 몸속으로 들어가 병을 일으키지만 인간의 감각으로는 알 수가 없다. 볼 수도, 만질 수도, 느낄 수도 없는 미생물을 인간이 처음 알아차린 것은 비교적 최근의 일이다.

인간이 '미생물 왕국'을 처음 발견한 것은 신대륙 발견(1492년)보다 180년 늦은 1673년이다. 네덜란드의 안토니 판 레이우엔훅이 현미경(사실상 확대경)으로 빗물 속에서 헤엄치는 '아주 작은 생물'을 처음 발견했다. 하지만 그는 이 작고 하찮은 생물들이 우리 몸속에 들어와 병을 일으킬 것으로 생각하지는 않았다.

미생물이 병을 일으킨다고 주장한 이는 프랑스의 루이 파스퇴르다. 원래 화학자였던 파스퇴르는 와인이나 맥주를 숙성시키는 것(발효)도 상하게 만드는 것(부패)도 모두 미생물 때문이라는 사실을 밝혔다. 그렇다면 동물이나 사람도 미생물 때문에 상할 수 있지 않을까? 그렇게 시작한 연구의 결과, 미생물이 병을 일으킨다는 사실을 밝혀 이른바 '병균론(germ theory)'을 주장했다.

하지만 파스퇴르는 어떤 병이 어떤 병균 때문에 걸리는지는 밝히지 못했다. 그 정도 수준으로 이론을 발전시킨 사람은 독일의 로베르트 코흐다. 코흐는 세균 하나하나를 분리해 배양했고 실험동물의 몸에 균을 주사해 어떤 병의 증상이 나오는지 일일이 확인했다. 그의 노력으로 미생물이 일으키는 감염병이라는 것이 뜬구름 잡는 막연한 가설이 아니라 실재하는 사실로 인정되었다.

파스퇴르와 코흐, 두 사람은 파리와 베를린에서 학파를 이루어 세균학을 이끌어 갔다. 두 사람의 연구소가 선의의 경쟁을 펼치며 병균을 발견하고, 감염병에 대항하는 백신과 혈청 주사를 만들어내며 많은 환자의 목숨을 구하기 시작했다. 이 시대를 '세균학의 황금기'라 부른다.

20세기 초가 되면 감염병은 백신 접종으로 예방하거나 혈청주사로 치료하는 병이 되었다. 상처나 수술 부위는 소독해서 감염을 막았고, 의사의 손도 수술기구도 반드시 소독했다. 하지만 모든 감염병이 다 치료되는 것은 아니었다. 주변에 흔하디 흔한 황색포도상구균은 정말 끔찍했다. 가벼운 상처를 통해 몸에 들어오면 사람 목숨도 순식간에 앗아갈 수 있었다.

백신도 혈청도 소용이 없던 황색포도상구균 감염을 해결한 것은 1932년에 나온 '설파제'다.

설파제는 독일의 게르하르트 도마크 연구팀이 합성한 물질로 최초의 항생제다. 제2차 세계대전 중에는 페니실린이 미국에서 나왔다. 페니실린은 영국의 알렉산더 플레밍이 1928년에 이미 발견한 물질이었지만 후속 연구 없이 사장되었다가 뒤늦게 재발견되어 치료제로 나왔다.

설파제가 인간이 만든 약이라면 페니실린은 곰팡이에서 얻은 물질이다. 이후로 과학자들은 앞다투어 자연에서 항생물질을 찾는 한편 실험실에서 합성약을 만들어냈다. 이에 더해 백신도 쏟아져 나와 감염병은 이제 인간에게 대수롭지 않은 문제가 된 것처럼 보였다. 그 결과 1970년 무렵에는 인간이 '감염병을 정복했다'는 대담한 선언이 나오기도 했다. 하지만 환상이었다.

효과가 좋았던 항생제는 내성이 생겨 무용지물이 되었고, 내성을 해결하려 만든 신종 항생제도 금세 내성균이 생겼다. 결국 웬만한 항생제에 끄떡없는 '슈퍼 버그'가 나타나 의사들을 아연실색하게 했다.

한편으로는 감염병을 물리치는 인체 면역계를 초토화시키는 미생물인 인간면역결핍바이러스(HIV)가 나타났다. 감염되면 긴 잠복기를 지나(그동안 본인도 모르게 주변에 전파시키면서) 후천적인 면역결핍증(AIDS)에 걸렸다. 에이즈 환자들은 대수롭지 않은 감염이나 희귀한 암으로 목숨을 잃었다. 물론 지금은 치료법이 있지만 이 병을 통해 우리는 우리 면역계가 평소에 얼마나 대단한 일을 하는지 깨달을 수 있었다.

엎친 데 덮친 격으로 새로운 감염병도 잇따라 발견되었다. 매년 거의 1건꼴로 신종 감염병이 나타나기 시작한 것이다. 이런 감염병은 이전에 유행한 적이 없거나 있었다 해도 일부 지역에서만 유행해 큰 문제가 아니었다. 한탄 바이러스, 에이즈, 에볼라, 조류독감, 사스(SARS), 메르스(MERS), 지카바이러스 그리고 코로나19가 대표적이다.

새로운 감염병은 인류에게 새로운 도전이었고 몇 년이 지나면 과학자들은 간신히 문제를 해결했다. 하지만 그때쯤이면 기다렸다는 듯 새로운 감염병이 유행했다. 수완 좋은 투수가 타자를 삼진으로 잡았지만 이닝은 끝나지 않고 강타자들이 줄줄이 타석으로 들어서는 악몽과도 같은 상황이 되풀이되는 것이 지금의 현실이다.

유행병의 이유

새로운 유행병은 어떻게 생기는 걸까? 우주에서 떠돌아다니던 미생물이 지구로 유입되거나 지진이 난 틈을 통해 땅속에서 솟아나기라도 하는 걸까? 아니다. 대부분은 동물로부터 온다. 동물이 오래전부터 앓아오던 병을 일으킨 미생물이 인간에게 건너와 신종 감염병이 되는 것이다. 사실상 인간이 걸리는 감염병의 60%는 동물에게서 넘어왔다.

인류의 조상은 원래 사냥꾼이었다. 사냥이란 몸과 몸이 맞부딪히며 체액이 묻고 피가 튀는 거친 일이다. 이러한 '밀접 접촉'을 통해 인간에게 동물의 병이 넘어올 수 있었다. 하지만 본격적으로 동물의 병이 인간에게 넘어온 것은 가축화 때문이다. 가축이나 반려동물이 되어 지속적인 접촉을 하는 동안 동물의 병이 사람에게 건너왔다. 이런 병을 사람과 동물이 함께 앓는다고 해 '인수(人獸)공통전염병'이라 부른다. 대표적인 것이 결핵, 한센병(나병), 두창(천연두), 볼거리, 홍역, 디프테리아, 백일해이다.

이런 병들은 이미 5천 년 전에 인간에게 건너와 자리를 잡았다. 아마 첫 접촉 때는 많은 인간이 목숨을 잃었을 것이다.(코로나19 초기의 대혼란을 생각해보라!) 하지만 살아남은 사람은 면역을 얻었고, 점점 집단 면역을 얻고, 면역이 후손으로 전해졌다. 집단에서 새로운 환자들은 아직 면역을 얻지 못한 아이들이었다. 지금도 아이들이 어릴 때 예방 주사를 많이 맞는 것은 이 때문이다.

하지만 종간(種間)장벽을 넘어오는 '새로운' 인수공통전염병이 인간을 공격하면 대재앙으로 발전할 수 있다. 주기적으로 유행하는 독감(돼지와 조류로부터), 고릴라에서 넘어온 에볼라, 침팬지에서 넘어온 에이즈, 사향고양이에서 넘어온 사스, 너구리로부터 옮은 코로나19 등이다.

인간에게는 새로운 병원체이지만 이를 넘겨준 동물에게는 친숙한 병원체다. 이미 오래전부터 몸속에 있었고 동물에겐 감기몸살 정도 앓고 지나가는 수준일 것이다(말을 못 하니 알 수는 없다). 그러나 그 동물과 접촉한 인간에게 병원체가 넘어오면 면역이 없는 인간은 심하게 병을 앓게 된다. 다행히 최초의 접촉자가 병을 앓고 주변에 전파하기 전에 죽으면 그 사람만 희생자로 끝난다. 주변에 전파하기는 했지만 그 지역이 외딴 오지였다면 그곳의 일로만 마무리된다(엔데믹: 풍토병).

하지만 인구밀도가 높은 대도시나 항공로를 통해 몇 시간 만에 전 세계로 이어지는 국제물류 중심지에서 생긴다면 상황이 달라진다. 순식간에 전 세계로 퍼진다. 새로운 인간의 몸에 들어간다는 것은 미생물의 입장에서는 신대륙을 만난 셈이다(팬데믹).

그렇다면 첫 접촉자와 동물 사이의 만남은 어떻게 이루어질까? 인간이 야생동물의 보금자리로 헤집고 들어가 병원체를 데려오는 경우, 인간이 오리와 돼지를 함께 키우면서 바이러스가 세 동물 모두에서 생존가능한 변종으로 발전한 경우, 시장에서 여러 동물을 산 채로 함께 두어 바이러스가 여러 동물을 넘나들며 생존하는 경우, 별난 요리를 만들기 위해 희귀한 야생동물을 사냥하는 경우 등이다.

가장 중요하고 규모가 큰 원인은 야생이나 자연 생태계를 파괴하면서 인간이 야생동물의 서식지를 침범하는 것이다. 개발이라는 이름으로 이루어지는 환경 파괴가 생태계의 균형을 깨어버렸기 때문이다. 갈 곳을 잃은 야생동물과 미생물은 어쩔 수 없이 인간과 접촉한다. 굶주린 야생동물이 먹이를 찾아 마을로 내려오는 것과 같은 상황이다.

환경 파괴는 어제오늘의 일이 아니다. 지금도 그렇고, 앞으로도 계속 그럴 것이다. 지구를 다 파괴하고 나면 다른 행성이나 위성으로 가서도 그럴 것 같다(자원 채취라는 명목으로). 일단 지구만 보더라도 깊은 숲이나 동굴 속에서 살던 미지의 미생물들과 접촉할 가능성이 앞으로도 아주 많다(이런 행동을 우주적인 스케일로 생각하면…… 맙소사!).

미지의 생명체들이 인간에게 넘어와 수많은 시행착오 끝에 적응하고 증식하면, 코로나19 같은 재앙이 일어난다. 사실상 코로나의 예고편이었던 2003년 사스(SARS) 대유행은 지금 생각해 보면 '코로나03'이었다. 최근에 겪은 코로나19는 '사스19'나 다름없다(각각의 원인은 사스-코로나바이러스 1형과 2형). 이 두 가지의 관련성만 보아도 앞으로 얼마나 더 많은 일들이 반복적으로 벌어질지 예측할 수 있다. 우리는 불과 3~4년 만에 코로나19를 극복했다고 안심하고 있지만 '코로나○○'가 우리를 찾아올 것은 거의 확실하다.

그렇다면 어떻게 해야 할까?

의학사를 살펴보면 많은 질병은 치료법이 나오기 전에 잘못된 습관이나 환경을 바꾸는 것으로 해결해 온 것을 알 수 있다. 결핵은 1940년대에 치료제인 스트렙토마이신이 나오기 이전부터 환자를 치료했다. 공기 좋은 곳에서 잘 먹고 잘 쉬는 것으로도 결핵 환자는 회복되었다. 결핵균이 이른바 3밀(밀접, 밀폐, 밀집) 환경을 좋아하고, 못 먹고 못사는 사람이 이 병에 취약했기 때문이다.

콜레라나 장티푸스 같은 수인성(水因性) 질병도 항생제가 발견되기 전에 문제를 해결했다. 음식을 잘 익히고 물을 끓여

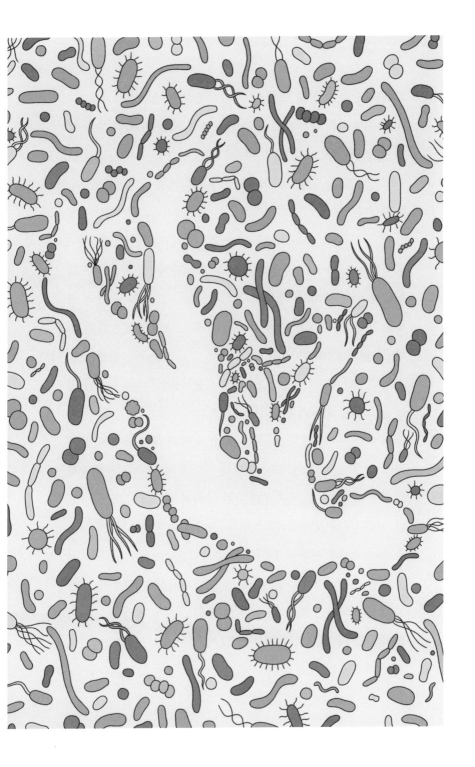

먹어 예방했고 심한 탈수는 수분 공급으로 버티면서 우리 면역계가 병균을 무찌르고 이겨낼 시간을 벌었다. 말라리아, 황열, 뇌염처럼 모기가 옮기는 병은 치료제가 나오기 전부터 모기장이나 살충제를 사용하고 모기 서식지를 없애는 것으로 예방했다.

당장 치료제나 백신이 없다고 해도 우리의 행동을 바꾸고 생활방식을 바꾸는 것으로 치료를 시작할 수 있다. 그러므로 신종 감염병에 대한 대책도 장기적으로는 우리의 생각과 행동을 바꾸는 것이다. 지금 우리가 탐욕을 버리지 않는다면 어쩔 수 없다. 생태계가 우리에게 신종 감염병을 꾸준히 보내올 것이다. 그것은 막을 방법은 없다. 물론 이겨내긴 하겠지만 엄청난 희생을 치러야 한다.

어떻게 바뀌어야 할까? 이 지구를 인류의 독점 소유물로 대하지 말고 모든 생명체 공동의 터전으로 여기고 모든 생명체를 존중해야 한다. 무분별한 자원 개발과 환경 파괴를 중단해야 한다. 오랜 세월에 걸쳐 이룬 생명체와 환경 사이의 균형을 하루아침에 인간이 들어가 파괴하지 않아야 한다.

환경 파괴와 자원 개발이 당장에는 이익이 되겠지만 그 대가는 엄청나다. 이득은 소수가 얻고 피해는 전 인류가 당하는 꼴이다. 그러므로 이제 인류는 겸손해야 한다. 주변도 살피며 살아야 한다. 지구에는 인간 말고도 헤아릴 수 없이 많은 생명체가 공존한다는 사실을 깨달아야 한다. 지금부터라도 인간은 지구 공동체의 일원으로 돌아가야 한다. 그렇게 하기 싫다면 신종 감염병의 역습은 인류의 운명이다. 이 책이 우리에게 주는 메시지다.

참고문헌

인수공통 모든 전염병의 열쇠, 데이비드 콤멘 지음, 강병철 옮김, 꿈꿀자유, 2017

7

특별한 의사의
성장기

엉클 텅스텐

Uncle Tungsten:
Memories of a Chemical Boyhood, 2001

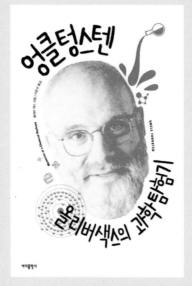

올리버 색스 지음 | 이은선 옮김 | 바다출판사 | 2004

인생이라는 연주회에서는
아무에게도 프로그램을 나누어주지 않는다.

_네덜란드 속담

질병이 아니라 환자를 중심에 두었던 의사

내가 전공의로 일하던 1990년대, 신경과에는 권장 영화가 있었다. 〈사랑의 기적(Awakenings)〉이라는 미국 영화로 정체 모를 뇌질환에 걸린 환자들과 그를 돌본 신경과 의사의 이야기였다. 영화는 《깨어남(Awakenings)》이란 책을 바탕으로 만들어졌는데 저자는 미국의 신경과 의사 올리버 색스다. 그는 자신이 겪은 기이한 일을 책으로 썼고, 영화로도 만들어져 큰 주목을 받았다.

　나는 〈사랑의 기적〉은 영화도 책도 한참 나중에야 보았다. 대신 《아내를 모자로 착각한 사나이》를 통해 올리버 색스를 처음 만났다. 신경과 의사가 쓴 책이 베스트셀러도 되고 영화로도 만들어졌다는 게 부럽고 궁금해서였다. 몇 장을 읽지 않고 나는 큰 충격을 받았다. 머리가 혼란스러웠다.

책에 나오는 환자들은 이미 나도 치료해 본 평범한(?) 뇌질환을 앓고 있었다. 하지만 색스는 환자를 전혀 다른 관점으로 보았다. 나(를 포함한 보통의 의사들)는 환자를 '안면인식장애가 생긴 45세 남자'로 생각했다면 색스는 '아내를 모자로 착각한 남자'로 본 것이다.

무슨 차이가 있을까? 환자가 목적어가 아니라 주어가 된 것이다. 나는 환자를 만나면 먼저 '병'을 진단한다. 병명이 확정되면 치료법은 저절로 따라온다. 이후로 기승전결의 경과가 있고 환자는 대부분 그 흐름을 탄다. 그러니 병이 중요했다. 환자는 뒷전이고.

하지만 색스는 병을 앓는 '환자'에 초점을 맞추었다. 나는 환자들의 질병만 '알고' 있었다면 색스는 질병을 '앓고 있는' 환자를 더 알고 싶어했다. 우리가 환자의 문제를 객관적으로 바라보기만 했다면 색스는 환자가 겪는 기괴한 세상을 간접 경험하며 이해하려고 노력했다.

극단적으로 말하면 우리가 병을 중심에 둔다면 색스는 환자를 중심에 두었다. 우리는 환자의 고통을 당연하게 여긴다면 색스는 그 고통에 공감하려 애썼다. 어차피 병과 환자는 떼려야 뗄 수 없는 관계가 아닌가? 둘 중 더 중요한 것은 당연히 환자다. 하지만 그때는 그런 생각을 하지 못했다. 색스 같은 의사를 만난다면 환자에게는 큰 행운일 것이다.

색스 덕분에 이제껏 내가 생각해 본 적도 없는 병의 뒷모습을, 환자들이 겪는 이상한 우주를 보게 되었다. 마치 매일 보는 달이지만 전혀 본 적이 없는 달의 뒷면을 본 듯한 익숙하고도 낯선 느낌이었다.

그에 대해 조사를 해보니 대단한 사람이었다. 신경과 전문의, 베스트셀러 작가, 교수 그리고 의료인문학자였다. 그가 쓴 책과 글을 읽으면 읽을수록 그에게 매료되었다. 어떻게 의사의 '굳은' 머리에서 이런 생각들이 나오고 글로, 책으로, 영화로 만들어졌을까 궁금했다.

한동안 손에 잡히는 대로 그의 책을 읽었다. 《엉클 텅스텐》도 그중 하나였다. 이 책은 꼬마 올리버의 성장기다. 그의 출중한 능력이 부러워 나는 망설이지 않고 이 책을 탐독했다. 어쩌면 그의 특출한 능력의 비결이 성장 과정에 있을지도 모르니 말이다. 그 비결을 안다면, 혹시 나도 모르지 않은가? 색스의 100분의 1만큼이라도 따라갈 수 있을지.

신경과 전문의에서 베스트셀러 작가로

올리버는 1933년에 런던의 유대인 가정에서 사형제 중 막내로 태어났다. 양친은 모두 의사로 아버지는 일반의였고, 어머니는 외과 의사로 일했다. 아버지는 리투아니아 이민의 후손으로 내성적이며 우유부단한 성격이었고 음악에 재능이 많았다. 원래는 신경과 의사를 꿈꾸었지만 일반의로 길을 바꾸어 런던 변두리인 이스트엔드에 개원했다. 화학자를 꿈꾸었던 어머니는 낯가림이 심했지만 놀라운 집중력과 열정의 소유자로 영국 최초의 여자 외과 의사 중 한 사람이었다. 두 사람은 대학의 문학 동아리에서 만나 책과 음악과 친척들이(어머니의 형제자매는 모두 18명, 사촌까지 합하면 100명에 이르는 대가족이다) 넘치는 가정을 일구었다.

색스의 부모님은 보통 사람이 아니었다. 어린 올리버가 다이아몬드가 얼마나 강한지 물으면, 어머니는 결혼반지의 다이아몬드로 유리에 금을 그어 보여주었다. 이런 어머니의 열성 덕분에 일찍 과학에 눈을 뜬 올리버는 텅스텐 필라멘트로 전구를 만드는 외삼촌(엉클 텅스텐은 바로 이 삼촌이다)의 공장에 가서 물질의 신비에 빠져들었다. 공장에서 시간을 보내고, 삼촌에게 금속, 광물, 지질 구조를 배웠다. 삼촌과 함께 화학 실험

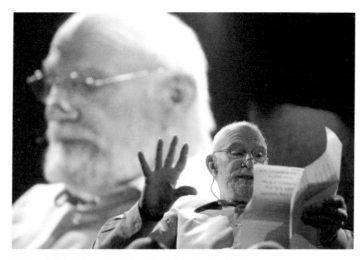

의사이자 베스트셀러 작가, 의료인문학자였던 올리버 색스

을 하고, 집에 실험실까지 차렸다. 자연스럽게 어머니가 이루지 못한 꿈인 화학자가 되기로 했다.

　어머니가 체계적이고 분석적인 성격이었다면 아버지는 수동적이며 우유부단한 성격의 소유자였다. 하지만 수준급 피아니스트였고, 틈만 나면 히브리어, 라틴어, 그리스어 고서로 가득 찬 서재에 앉아서 책을 읽으며 빙긋 웃곤 했다. 뭐가 그렇게 재미있는지 궁금한 올리버가 책을 좋아하게 된 것은 아버지 때문일 것이다.

　행복으로 충만한 가정이었지만 시대의 풍파를 피하지는 못했다. 1939년 9월, 제2차 세계대전이 터지자 영국 정부는 독일의 공습에 대비해 어린아이들을 런던 밖으로 대피시켰다. 6세였던 올리버는 막내 형과 함께 시골로 갔지만 부모님은 런던을 떠날 수 없었다. 의사들은 시내에 남아 부상자들을 치료해야 했으니까.

이때 부모님과 떨어져 외롭게 사립 기숙학교를 다니면서 학대를 당했고 심한 분리 불안이 생긴 것으로 보인다. 때문에 런던으로 돌아온 후에도 부모님에 대한 원망이 남았고 사춘기를 겪으면서 외톨이, 별난 아이, 도서관과 박물관에서 위안을 찾는 아이가 되었다.

어린 시절 실험과 발견의 즐거움으로 가득한 매력적인 세상을 보여주었던 화학에 대한 흥미도 잃었다. 중학교 진학 후로는 화학은 지겨운 수업, 필기, 시험일 뿐이었다. 화학에 흥미를 잃은 올리버는 의사가 되기로 결심했다.

부모님이 의사이고, 집에 진료실이 있었고, 아버지가 왕진 갈 때 조수로 나서기도 했으며 형 둘도 의대생이었던 것이 그의 진로에 영향을 미쳤을 것이다. 그리고 전쟁 중 의대생들은 징집을 유예해 주어 부모님 곁에 머물 수 있는데 이것이 분리 불안에 시달렸던 올리버가 의대에 진학한 결정적 계기가 된 것으로 보인다.

부모님을 끔찍이도 사랑했던 올리버, 하지만 의대를 마치고 의사가 된 후 영국을 떠났다. 캐나다에서는 공군 조종사에 지원하기도 했고, 샌프란시스코에서 인턴을, LA에서 신경(병리)학 레지던트 과정을 밟았다. 1960년대 말, 뉴욕 브롱스의 요양병원에서 일하며 '수면병'이라는 희귀질환자들을 연구했고 이 이야기를 《깨어남(Awakenings)》이라는 책으로 썼다. 이것이 나중에 영화로(우리나라에서는 영화 〈사랑의 기적〉) 만들어져 일약 유명해졌다.

색스는 많은 글, 책을 통해 질병에 걸린 환자들의 이야기를 우리에게 들려주었다. 일부는 자신이 환자가 된 경험을 바탕으로 씌어졌는데《편두통》,《환각》,《나는 침대에서 내 다리를 주웠다》,《뮤지코필리아》 등이다.

올리버는 2006년, 눈에 흑색종 진단을 받고 방사선 치료를 받았다. 하지만 2015년에 간으로 전이되어 결국 그해 8월에 세상을 떠났다(향년 82세). 그는 누구보다 열정적이고 다채로운 삶을 누렸고, 신경과 의사들이 잃어버린 임상학이라는 평형우주를 보여주었던 인물이자, 많은 의사와 작가 지망생들의 롤모델로 기억된다.

의사의 성장기이자, 과학의 성장기

《엉클 텅스텐》은 올리버의 성장기는 물론이고 화학이라는 과학의 성장기도 다룬다. 과학의 역사와 화학에 빠진 꼬맹이의 성장기가 이중 나선처럼 잘 꼬여 버무려진 책이다. 연금술에서 시작한 화학이, 험프리 데이비, 존 돌턴, 마이클 패러데이, 드미트리 멘델레예프, X-선과 방사선의 발견, 퀴리 부부, 어니스트 러더퍼드, 핵분열, 닐스 보어를 거쳐 양자역학에 이르기까지의 과정을 잘 요약해 두었다.

그렇다면 화학책이 아닌가? 왜 굳이 의학 추천 도서에 올리는지 궁금하게 여길 수도 있겠다. 그 이유는 올리버 색스라는 특별한 의사의 성장기이기 때문이다. 색스가 유명해진 후의 삶이야 많이 알려졌지만 그 이전의 삶은 잘 알려져 있지 않았다. 이 책을 통해 그의 유년기를 잘 들여다볼 수 있을 것이다.

과연 여러 권의 베스트셀러를 쓴 작가이자 존경받는 의사의 작품답게 그의 성장기에서 몇 가지 교훈을 얻을 수 있었다. 나 역시 성장기가 있었고, 부모로서 아이들도 키웠다. 독자 중에는 부모이거나 아직 성장기인 경우도 있을 테니 도움이 될 만한 이야기를 공유하고 싶다.

첫째, 부모의 양육 태도가 참 중요하다. 끊임없이 묻는 아들

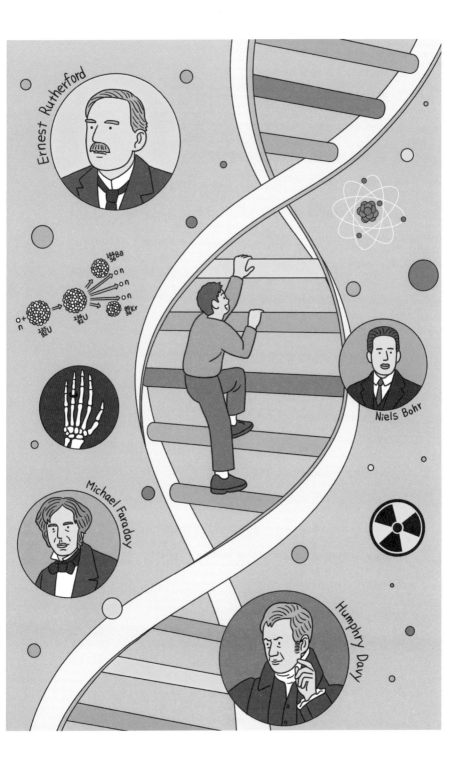

에게 올리버의 부모는 끊임없이 답을 해주었다. 답해주는 정도가 아니라 새로운 질문을 가지도록 유도했다. 그리고 스스로 모범을 보였다. 아이에게 책 좀 읽으라고 말하는 대신 스스로가 책을 읽고 즐거워하는 모습을 보여주었다(이 장면에서 어린 아들 앞에서 게임에 빠졌던 내 모습이 떠올라 부끄러웠다). 이런 부모의 열정 때문에 자식은 특별한 인간으로 성장했다.

둘째, 지치지 않는 호기심과 열정이 중요하다. 이 둘만 가지고 있다면 어떤 일이든 해낼 수 있다. 궁금한 것의 답을 찾는다면 재미를 느낄 것이고 재미를 느끼는 일은 힘들어도 쉽게 할 수 있으니 더 잘할 것이다. 다시 그런 기회가 온다면 피하지 않고 또 할 것이니 열정적으로 할 수 있다. 그것이 바로 적성이 된다.

셋째, 기다려야 한다. 아이의 적성은 스스로 찾아야 한다. 여러 가지를 해봐야 무엇을 신나게 하는지 알 수 있다. 그래서 직·간접적인 다양한 경험이 필요하고 시간이 필요하다. 부모는 아이들에게 그런 기회를 마련해주고 기다려야 한다.

넷째, 아이들은 변한다. 어른과 달리 아이들은 자라면서 자꾸 변한다. 뭐가 될지 되어 봐야 안다. 어려서는 겁이 많고 내성적인 아이였던 올리버였지만 화학에서 열정을 분출하고 안정감을 얻었다. 화학에 시큰둥해진 다음에는 새로운 길로 의학을 찾았다.

다섯째, 항상 예측대로 되는 것은 아니다. 올리버가 의사가 된 데는 부모의 영향도 컸지만 사실은 군대에 안 가려는 원대한 계획(?)이 있었다. 의사가 된 후에도 방랑자가 되어 이곳저곳을 떠돌았다. 임상 의사보다는 연구자를 꿈꾸었지만 실패하고 첫 직장은 재미도 없는 요양병원이었다. 하지만 색스는 그곳에서 인생의 물꼬를 새로 트는 드라마를 썼다. 그러니 세상일은 모르는 것이고 최선을 다하면 막다른 길에서도 새로운 문이 열린다. 생각보다 인생은 길다.

하지만 우리는 성급하다. 가능하면 빨리 목표를 정하고 그 방향으로 아이를 밀고 싶다. 하지만 섣불리 미래의 목표와 결승점을 정하는 것만큼 아이에게 해로운 것이 있을까? 성공 사례만을 좇도록 만드는 교육과 사회 분위기가 만연하면 그 사회의 미래는 어둡다. 현재 잘나가는 직업이 30년 후에도 그렇다는 보장은 없다. 특히 우리나라처럼 변화의 주기가 빠른 나라라면 더 그렇지 않을까?

의대 입시는 경쟁률이 엄청나다. 하지만 의대에 입학한다고, 의사가 된다고 이후로의 삶이 안정적으로 보장되는 것은 아니다. 선진국치고 의사가 엄청난 돈을 버는 나라는 없다(미국만 예외다). 안정된 수입과 사회적인 명망이 학생들을 의대로 끌어들인다.

우리나라는 상황이 많이 다르다. 하지만 앞으로 20~30년 후에는 여느 선진국과 다르지 않을 것이다. 그리고 의사가 늘수록 경쟁은 치열하다. 지금 보기에 손쉽게 부자가 되는 길이라면 10년 후 그 영역은 레드오션이 된다. 의사가 된 후에도 자신만의 블루오션을 개척하는 것 그리고 거기에서 보람을 얻는 것이 중요하다.

호기심과 열정을 간직한 의사로

올리버 색스의 성공 비결은 의학과 문학의 결합이다. 그의 글은 색다른 관점으로 씌어졌고 그 관점은 다양한 관심과 호기심에서 나왔다. 그 바탕에는 젊은 시절의 방랑과 고뇌가 있었다. 그렇다고 일부러 방랑자가 되라는 말은 아니다.

하지만 의사가 된다고 해서 다 끝났다고 생각해서는 안 된다. 자신이 좋아하는 것, 궁금한 것, 해보고 싶은 일이 있어야 하고 그것을 의학에 결합시켜 봐야 한다. 문학일 수도 있지만 사회학, 철학, 인문학, 정치, 공학, 컴퓨터, 정보통신, 여행, 항공우주…… 새로운 영역을 자신이 만들고 그 분야의 개척자가 되는 것이다.

앞으로 의사들은 지금의 의사와는 다른 방식으로 살아야 한다. 환자만 보는 의사 외에 다른 것을 보는 의사들, 다른 영역을 추구하는 의사들이 점점 늘어날 것이다. 그 사람들의 공통점은 자신이 좋아하는 일, 의대 공부 때문에 잠시 미루어 둔 꿈을 의학에 접목했다는 것이다. 나 역시 올리버 색스의 삶을 통해 글을 써볼 용기를 얻었다. 독자 여러분도 가능하다. 언제나 호기심과 열정을 간직하며 미래를 꿈꾸길 바란다.

8

생명의
시작과 끝

심장

Heart: A History, 2018

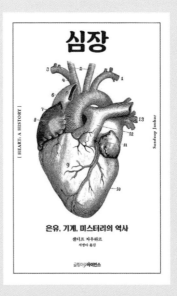

샌디프 자우하르 지음 | 서정아 옮김 | 글항아리사이언스 | 2019

새로운 것을 최초로 시도하는 사람도 되지 말고
오래된 것을 최후에 버리는 사람도 되지 말라.

_알렉산더 포프(Alexander Pope, 영국 시인)

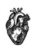

의사로 살면서 가장 극적인 순간은 언제일까? 뭐니 뭐니 해도
다 죽어가는 사람을 살릴 때다. 외과 의사들은 수술로 살리겠
지만 나 같은 내과계 의사는 심장이 멎은 사람을 되살릴 때
다. 그런 경험이 몇 번 있었다.

선생님, 어레스트 왔어요!

신경과 전공의 1년차였을 때다. 중환자실에서 잠깐 눈을 붙
이고 있는데 간호사가 다급한 목소리로 깨웠다. 새벽 2~3시
경이었을까? 내 환자도, 우리 과 환자도 아니었지만 의사라면
누구든 이 소리를 듣는다면 벌떡 일어나 달려간다.

환자의 심전도 모니터에는 심장 박동을 보여주는 지그재그 선이 없었다. 고요한 평탄한 수평선이 그어져 있었고 심정지를 알리는 요란한 경보음만 울렸다. 간호사 말처럼 '카디악 어레스트(cardiac arrest)'였다. 심장이 멎은 것이다.

즉시 소생술(CPR, cardiopulmonary resuscitation)을 시작했다. 환자의 등에 딱딱한 나무판을 깔고, 침대 위로 올라가 가슴을 누르기 시작했다. 심장을 뛰게 하는 주사약을 쏟아붓고, 인공호흡을 하고, 심장에 전기 충격도 주고, 시간이 얼마나 흘렀을까? 모니터에서 띡~ 하는 소리가 나더니 수평선에 잔물결이 일었다. 심장 박동이 다시 돌아왔다. 그 순간의 희열, 환자 곁에 매달려 한마음으로 환자를 살리기 위해 온 힘을 다했던 간호사, 의사들과 나누는 말 없는 눈인사, 그들의 지친 얼굴에 잠시 머문 환한 미소는 그 무엇과도 바꿀 수 없다. 그리고 내가 이걸 해냈다니! 의사로 할 일을 제대로 한 기분이다.

하지만 냉정하게 생각해 보면 심전도 모니터가 24시간 감시하는 중환자실에서 즉시 발견되었기 때문에 소생할 수 있었던 것이다. 병실에서 보호자가 발견했다면 한참 늦은 경우가 많다. 하물며 119 구급대가 출동해서 응급실로 실어 온 심정지 환자는 시간이 너무 많이 지나간 후라 소생할 확률이 많이 떨어진다. 그래서 누구든 제일 먼저 발견한 사람이 가슴

압박부터 시작해야 한다.

이렇게 가슴 벅찬 순간은 가물에 콩 나듯 드물다. 소생에 반응이 없는 환자가 더 많다. 소생에 실패해 내 손으로 사망 진단을 내리는 경우가 훨씬 더 많았다. 사망 진단을 위해서는 환자가 숨을 쉬지 않고, 의식도 없고, 눈에 빛을 비추어도 반응이 없고, 가슴을 청진해도 심장 박동이 없는 것을 의사가 직접 확인해야 한다.

몸이 식어가는 환자의 가슴에서, 심장이 뛰면서 내는 소리와 그 진동이 없다는 것을 확인하는 일은 곤혹스럽다. 의사로서 자신의 패배를 실감하는 순간이다. 감히 죽음과 대적하려 했으나 완봉패를 당한 기분이다. 피하고 싶다. 하지만 피할 수 없는 것이 이 직업의 숙명이다. 그래서 의사는 심장 박동에 울고 웃는 사람이다. 이 책은 삶의 시작과 끝을 함께하는 심장에 관한 책이다. 지은이는 심장 전문의사이자 심장병 환자이기도 하다.

삶의 시작과 끝을 함께하는 심장

심장, 크기는 자신의 주먹만 하고, 무게는 300그램 정도다.

심장은 임신 5~6주부터 박동을 시작해 죽는 순간까지 평생 동안 20~30억 번을 쉬지 않고 뛴다. 심장의 박동 속도는 200mm/s이며 그때 발생하는 에너지로 장장 16만 킬로미터(적도 기준으로 지구 네 바퀴에 해당하는 거리)에 이르는 혈관에 끊임없이 피를 쏜다. 심장 덕택에 우리 몸 구석구석에 있는 작은 세포들은 에너지를 얻어 생명을 연장하고, 노폐물을 수거해 죽음을 연기한다. 생명의 지속성은 심장이 박동할 때마다 갱신되므로 심장이 멎으면 생명의 유효기간도 바로 끝이다. 심정지는 순식간에 삶을 삭제한다.

심장의 박동이 생명과 관련 깊다는 사실은 오래전부터 알았다. 심장은 가장 중요한 장기로, 인체의 황제 대접을 받았다. 우리는 화나거나 놀라거나 즐겁거나 사랑에 빠질 때 심장 박동을 강하게 느끼므로 심장이 우리의 용기나 기백 혹은 감정과 영혼이 담긴 곳으로 보는 것도 무리는 아니었다. 강심장(brave heart)이라는 말, 사랑의 상징 하트(♡)가 심장을 뜻하는 건 다 이런 이유 때문이다.

고대 이집트인들은 심장이 혈액 공급의 중심이란 사실을 알고 있었다. 심장이 피를 보내는 곳이라는 사실은 의사들이 받아들였지만 심장을 떠난 피가 몸을 한 바퀴 돌아서 제자리로 돌아온다는 사실은 17세기의 영국 의사 윌리엄 하비가 처음 입증했다. 이후 좌(左)심장→동맥→모세혈관→정맥→우(右)심장→폐→좌심장을 거치는 '혈액 순환이론'이 확립되었고, 혈액의 산소화를 위해 폐가 혈액순환계와 맞물려 돌아가는 것으로 이해되었다. 사실상 심장과 폐는 떼어놓고 생각할 수 없다.

심장은 생사를 가르는 중요한 장기고 구조도 비교적 단순하지만 심장 수술은 쉬운 일이 아니었다. 심장이란 것이 도대체 가만히 있지 않고, 심장에 칼을 대면 엄청난 출혈을 각오해야 했다. 심장 수술은 곧 의사의 손으로 그 자리에서 환자를 죽일 수도 있는 일이었다. 그래서 19세기 말이 되어서야 심장에 대한 간단한 수술이 시작되었다.

이후 반세기가 지나도록 심장은 여전히 금단의 영역이었다. 병든 심장을 수술하기 위해서는 심장을 멈춰야 했다. 심장이 멎는 것은 곧 죽음이므로 아무리 길어도 몇 분 안에 수술을 마쳐야 했다. 하지만 불가능했다. 복잡한 심장 수술을 하려면 먼저 멈춘 심장을 대신할 '다른' 심장과 폐가 필요했다. 말처럼 쉽지 않았다.

1950년대 미국의 심장외과 의사 클래런스 월턴 릴러하이는 그 '다른' 심장을 구할 방법을 찾았다. 그는 임신 중인 태아가 엄마의 심장과 폐를 공유하고 있다는 사실에서 아이디어를 얻었다. 환자의 심장이 멈춘 사이에 건강한 심장을 빌려 쓰는 것이다. 릴러하이는 일단 동물 실험을 시작했다. 개 두 마리의 혈관을 연결한 후 한쪽 개(수용견)의 심장을 멈추게 하고 다른 개(공여견)의 심폐 기능을 빌려 썼다. 몇 년에 걸쳐 약 200마리의 개를 실험한 끝에 기술적으로는 성공했다.

그리고 1954년에 사람에게 '조절 교차순환법'을 적용한 첫 수술을 시도했다. 아들의 심장병 수술을 위해 아버지의 심장이 연결되었다. 만약 수술에 실패하면 두 사람이 한꺼번에 목숨을 잃는 위험천만한 수술이었다. 하지만 성공하면 매년 미국에서만 5만 명의 환자가 생기는 선천성 심장기형 치료의 획기적인 해결책이 될 수 있었다.

첫 수술은 무사히 끝났다. 하지만 11일 후 아기는 감염으로 심장이 멎었다. 절반의 성공일까? 두 번째 수술은 성공했지만 이후로 내리 네 번이나 실패하고 말았다. 1950년대 말까지 릴러하이는 이런 방식으로 45명이나 수술했다. 장기 생존자는 28명이며 사망률은 40%였다. 안 하는 것보다는 나은 결과였지만 너무나도 위험했다. 1950년대 말에 릴러하이는 '조절 교차순환법'을 포기했다. 그즈음에 '인공 심폐기'가 등장했기 때문이다. 비록 실패는 했지만 릴러하이의 아이디어는 외과 역사상 가장 기발한 수술 중 하나가 되었다.

인공 심폐기는 심장과 폐를 대신하는 기계다. 덕분에 외과 의사들은 심장을 멈추고 마음껏 수술을 할 수 있다. 이제 장시간의 '개심 수술(open heart surgety)'이 가능해졌다. 임공 심폐기를 처음 도입한 미국은 일약 심장 수술 강국으로 도약했고, 심장외과 의사들은 국가적 영웅이 되었다. 그리고 그에 걸맞은 대접도 받았다.

습관의 병이자 풍요로움의 부작용, 심장병

20세기 후반, 감염병 문제가 해결되면서 '심장병'은 미국인의 건강을 위협하는 중대 질병이 되었다. 아이들의 심장병이 타고난 기형 때문이라면, 성인의 심장병은 습관의 병이자 풍요로움의 부작용이었다. 잘 살고 잘 먹게 되었지만, 덜 움직이면서 여분의 지방이 혈관에 들러붙었다. 심혈관계에 문제가 생기고 심장은 더 많은 부담을 안았다. 심장병은 당장 해결해야 할 문제가 되었다.

멀쩡한 성인을 갑자기 쓰러뜨리는 심장마비의 가장 중요한 원인은 '심장(관상)동맥경화증'이다. 처음에는 막힌 동맥을 제거하고 그 자리에 정맥을 이식시키는 수술법이 나왔다. 지금은 카테터(가느다란 관)를 이용해 막힌 심장동맥 자체를 뚫어 피가 다시 흐르도록 만든다. 굳이 가슴에 칼을 댈 필요도 없이 허벅지 혈관을 통해 심장혈관으로 접근해 시술하므로 이제 심장동맥 문제는 심장외과 의사의 '칼'이 아닌 심장내과 의사의 '카테터(catheter)'로 해결했다. 이를 '심장 중재 시술(interventional cardiology)'이라 부른다.

심장 중재 시술의 시작은 혈관 촬영(angiography)이다. 1929년에 처음으로 심장 내부에 카테터를 집어넣어 촬영에 성공했다. 이후로 심장동맥의 촬영도 가능해졌고, 조영제를 이용해 그 작은 동맥의 X-선 사진을 찍으면 어느 심장동맥이 막혀 심근경색이 생겼는지 알 수 있었다. 혈관을 막은 혈전(핏덩이)은 혈전용해제 주사로 녹였다. 좁아진 동맥은 풍선을 넣어 넓혔다. 지금은 '스텐트'라는 보강재를 넣어 혈관이 다시 좁아지거나 막히지 않도록 한다.

한편 심장의 전기 문제도 치명적이었다. 심장은 자체 발전기가 탑재된 장기인데 발전 장치에 문제가 생기면 심장 박동 리듬이 망가진다. 이것이 '부정맥'이다. 리듬이 제멋대로인 노래는 듣기에 불편하지만, 심장의 리듬이 망가지면 목숨을 잃을 수 있다. 부정맥은 약이나 전기로 치료한다. 특히 치명적인 '심실세동'은 강한 전기충격을 주어 원래 리듬을 되살린다.

또 정상적인 맥박을 만들지 못할 때는 박동기(페이스 메이커)를 부착한다.

하지만 이런저런 이유로 심장 자체가 거의 제 일을 못 하는 말기 '심부전'은 심장 이식만이 유일한 해결책이다. 심장 이식은 1967년에 처음 성공했고 현재 이식 후 1년 생존율은 85%나 된다. 하지만 이식에 쓸 심장이 부족한 것이 문제다. 이식 대기자는 많지만 심장을 떼줄 수 있는 사람은 젊고 건강한 뇌사자밖에 없어 수요-공급의 불균형이 심하다. 이를 해결할 방법은 '인공' 심장 이식이나 다른 '동물'의 심장 이식이다. 아직은 성공률이 낮다.

정리하면 심장의 구조적 문제는 인공 심폐기의 도움을 받는 개심 수술로, 심장동맥의 문제는 중재적 심장학으로, 심장 전기 문제는 전기 장치로, 심부전은 이식으로 해결하고 있다. 아주 멀고도 험난한 여정이었고 지금도 여전히 갈 길은 멀다.

기묘한 이야기

매력적인 책은 서문부터 사람을 확 끌어당긴다. 이 책도 그렇다. 지은이는 서문에서 자신이 심장병 진단을 받은 과정을 보여준다. 의사의 입장에서 전공분야의 환자가 되는 것보다 더 비참한 것은 없는데, 참 용감한 사람이다. 그리고 친할아버지가 겪은 아주 기묘한 이야기도 들려준다.

인도에 살던 할아버지는 자신의 가게에서 뱀에게 물렸다. 다행히 별다른 증상이 없어 대수롭지 않게 생각하고 집으로 돌아와 땅꾼을 가게로 보내 뱀을 잡게 했다. 얼마 후 땅꾼이 잡아 가져온 뱀은 놀랍게도 맹독성 코브라였다. 멀쩡하던 할아버지는 코브라를 보자마자 심장마비로 숨을 거두었다. 독사에 '물려서' 죽은 것이 아니라 독사에 물렸다는 사실을 '알고' 충격을 받아서 죽은 것이다. 어떻게 이런 일이 생길 수 있을까?

고대인들은 마음이 심장에 있다고 생각했지만 현대인들에게 마음의 자리는 뇌라는 것이 상식이다. 하지만 이 둘이 별개일까? 감정의 신경학을 연구하는 학자들은 심장과 뇌, 몸과 마음이 밀접하게 쌍방향으로 소통한다는 사실을 확인했다.

심장 연구자들은 마음에 심한 충격을 받으면 심장이 구조적인 변화를 겪으며 병이 든다는 사실도 확인했다. 정신적 스트레스는 심장동맥 질환과 부정맥의 위험을 높인다. 뇌가 심장에 영향을 미치는 것이다. 의사들은 심장병 환자에게 제일 먼저 스트레스를 피하라고 조언할 정도다. 반대로 심장병 때문에 심한 스트레스를 받고 그 때문에 갑자기 심장마비가 오는 환자들도 있다. 여러 가지 방식으로 뇌와 심장은 소통하고 작용한다.

그렇다면 이 할아버지의 죽음은 어찌 된 일일까? 정말 코브라에게 물렸다면 정신력으로 살 수는 없을 것이다. 그렇다면 가장 논리적인 설명은 땅꾼이 딴 뱀을 잡아온 것이다. 할아버지를 문 뱀은 독사가 아니었지만 독사에 물린 것으로 생각하고 받은 충격 때문에 심장마비가 왔을 것이다. 물론 할아버지의 심장은 원래 건강하지 못했을 것이고.

뇌와 심장은 한몸

이렇게 소중한 심장을 건강하게 만드는 방법이 있을까? 물론이다. 평소에 유산소 운동으로 심장의 힘을 키워야 한다. 적절한 체중을 유지해 심장에 무리가 되지 않도록 해야 한다. 지나치게 기름지고 단 음식을 피해야 한다. 그리고 금연해야 한다. 담배만큼 심장과 혈관에 독이 되는 것도 없다. 마지막으로 스트레스를 피해야 한다. 이것이 가장 중요하다. 신기하게도 이런 실천법은 뇌에도 유익하다. 다시 말하면 뇌와 심장은 한

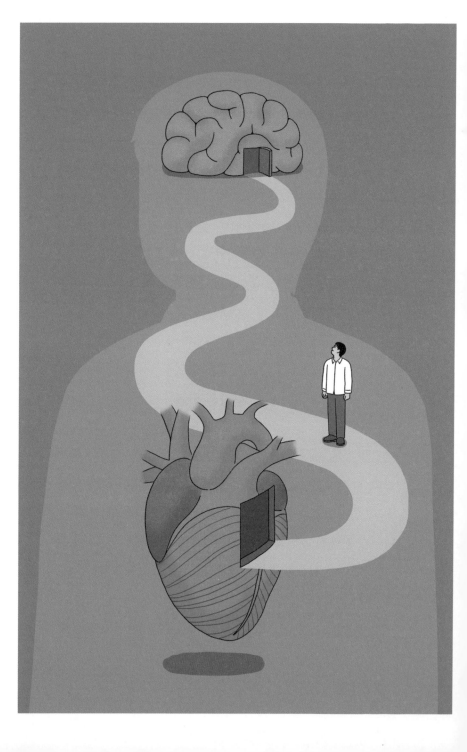

몸(腦心同體)이란 말이다!

마지막으로, 심장에 관심이 많은 사람이라면 프래밍검 연구 홈페이지*에서 '10년 심혈관계 발병 위험 확률'을 계산해 볼 수 있다. 나이, 성별, 수축기 혈압, 흡연 여부, HDL 콜레스테롤 및 총콜레스테롤 수치만 알면 계산해 준다. 심장병은 한 번 걸리면 평생을 안고 가야 하므로 병이 생기기 전에 특히 성장기와 청년기에 좋은 습관을 기르는 것이 매우 중요하다.

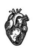

• https://www.framinghamheartstudy.org/fhs-risk-functions/cardiovascular-disease-10-year-risk/

9

불멸의
의료윤리 지침서

헨리에타 랙스의 불멸의 삶

The Immortal Life of Henrietta Lacks, 2010

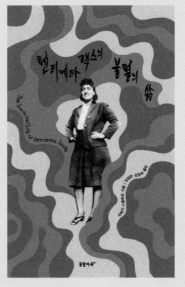

레베카 스클루트 지음 | 김정한·김정부 옮김 | 꿈꿀자유 | 2023

'만일 내가 당신이라면'은 기본적인 도덕 개념이다.

_필립 토인비(Theodore Philip Toynbee, 영국 작가)

의예과 교양 생물학 시간에 교수님이 '죽지 않는 불멸의 헬라세포'를 이야기한 적이 있다. 전후의 맥락은 기억나지 않지만 매우 강렬한 인상을 받았다. 영원히 사는 세포가 있다고? 이름도 헤라(여신의 이름으로 착각했다)라고? 이후로도 헬라세포를 본 적은 없지만(나도 모르게 내 옆에 있었을 수도 있다) 그 이름만은 또렷이 기억하고 있다. 그런데 알고 보니 정말 대단한 세포다. 의학의 역사를 바꾼 세포라고 불러도 될 정도다.

HeLa(영어 발음은 '히라')세포의 이름 He와 La는 헨리에타 랙스(Henrietta Lacks; 1920~1951)라는 사람의 이름에서 따왔다. 헨리에타 랙스는 이 세포를 연구하거나 발견한 사람이 아니고 세포를 '제공한' 여성이다. 그녀가 앓았던 자궁경부암에서 떼어내 배양한 헬라세포는 인류가 처음으로 만든 영원히 죽지 않는 세포주(株)를 일컫는다.

암에 걸린 헨리에타 랙스

1951년 1월 볼티모어에 사는 아프리카계 미국인 랙스 부인은
존스홉킨스병원에서 자궁경부암 진단을 받았다. 담당 의사는
그녀에게 일단 라듐(방사선) 치료를 받게 했다.

자궁경부암은 골치 아픈 암이었다. 환자들이 병원에 너무
늦게 와 진단이 늦어져 치료가 불가능한 경우도 많았고(지금은
'팹 스미어(Pap smear)'라는 검사로 조기 진단할 수 있다) 의사들
이 오진해 엉뚱한 치료를 하는 경우도 많았다. 이 때문에 그
무렵 미국에서만 매년 15,000명 이상의 목숨을 앗아가는 무
서운 여성 암이었다.

마침 존스홉킨스병원의 산부인과 과장은 자궁경부암을 연
구하고 있었다. 그는 병원에 오는 환자들의 자궁암 세포를 병
리학자 조지 가이(George Otto Gey, 1899~1970)에게 보내 배양하
게 했다.

조직배양 연구책임자인 조지 가이는 이미 30년 동안 암세
포 배양법을 연구하고 있었다. 가이는 최초의 인간 불멸세포

를 만들고 싶은 열의에 불타고 있었다. 다시 말하면, 하나의 세포가 분열 증식해 새로운 자신을 만드는 과정을 무한 반복하는, 결코 사멸하지 않는 세포주를 만드는 꿈을 꾸었다. 이론적으로는 불멸세포에 가장 가까운 것은 무한 증식하는 암세포였다. 그래서 가이는 인간의 암세포라면 종류를 가리지 않고 배양해 보았다.

그러던 중에 랙스 부인의 자궁경부암 세포가 실험실로 왔고 연구보조원 메리 쿠비체크(Mary Kubicek)가 배양을 시작했다. 메리는 배양할 세포가 든 시험관에 환자의 이름에서 두 글자씩 따와 적었다. 이번에도 여느 때와 다름없이 새로 온 세포의 시험관에 헨리에타 랙스의 이름에서 가져온 He와 La를 적었다. 그리고 배양실로 보냈다. 그녀는 그 이름을 곧 잊었을지 모른다. 이 세포도 여느 세포들처럼 곧 죽어버릴 텐데, 뭐 별일 있겠냐고 생각했을지도 모른다.

하지만 이번에는 달랐다. 헬라세포는 죽지 않았다. 이뿐만 아니라 무섭게 자랐다. 24시간마다 2배로 증식했고 정상세포에 비해 무려 20배나 더 빠르게 자랐다. 가이는 마침내 자궁경부암에서 인간의 불멸세포를 찾아냈다!

의학 연구의 블루칩이 된 헬라세포

가이는 자신이 발견한 인간 불멸세포를 다른 연구자에게도 나누어 주었다. 덕분에 헬라세포는 미국은 물론이고 전 세계의 실험실로 떠났다. 장거리 항공 여행에 오르게 되면 승무원들이 헬라세포가 얼어 죽지 않도록 유니폼 속에 품어주었다. 세포를 받은 연구자들은 잘 키워서 다시 다른 연구자에게 분양했다. 이보다 더 멀리, 넓게 전이된 암세포가 또 있을까!

그런데 왜 헬라세포가 그렇게 인기가 높았을까? 비록 암세포이기는 했지만 인간의 세포였기에 인간을 대신해 실험할 수 있었기 때문이다. 이런저런 독성 물질에 노출시켜 보고, 방사선을 쬐어보고, 병원균에게 감염시켜도 보고, 심지어는 우주나 극한 환경에도 보냈다. 다양한 연구를 통해 많은 성과를 얻었는데 특히 백신 연구와 바이러스 연구, 암 연구에 큰 도움을 주었다. 이뿐만 아니라 제약 산업, 화장품 산업 연구에도 쓰였다. 또한 헬라세포 덕분에 조직 배양 기술이 표준화되고, 세포 냉동 보관 기술도 확립되었다. 헬라세포 덕분에 최초의 인간 체세포 복제 생산(클로닝)도 가능했다. 헬라세포 덕분에 인간 염색체가 46개란 것도 밝혀졌고 염색체 이상 질병을 확인할 수 있었다. 사실상 인간 유전학이 여기서 시작된 것이다.

이렇게 쓰임새가 많아지자 곧 공급이 수요를 따라잡지 못했다. 이를 기회로 헬라세포를 생산해 돈을 벌려는 영리목적의 회사도 생겼다. 사상 처음으로 '인체에서 얻은 생물학적 시료의 판매 시장'이 선 것이다.

하지만 문제도 있었다. 1960년대가 되자 헬라세포가 없는 곳이 없었다. 부엌의 싱크대부터 우주 공간에 이르기까지 헬라세포로 오염되지 않은 곳이 없을 지경이었다. 불멸의 세포라는 것을 생각하면 재앙이었다. 관련자들은 '헬라폭탄'이란 말로 그 충격을 표현했다.

랙스 부인과 가이

그 사이 랙스 부인은 어떻게 되었을까? 라듐 치료 후 조금 나아지는 듯하던 랙스 부인의 암은 더 깊은 곳으로 파고들었고, 넓게 퍼졌다. 결국 수술도 불가능해졌고 1951년 10월에 세상을 떠났다. 병원을 찾은 지 8개월 만의 일이었고 불과 31세였다. 물론 과학계가 헬라세포의 열기에 뜨거워진 것을 모른 채 말이다. 그녀가 죽은 후 헬라세포가 세상을 그렇게 바꾸었어도 랙스 부인의 가족은 아무것도 모르고 지냈다.

헬라세포를 만든 가이는 20년 후인 1970년에 71세의 나이로 췌장암 진단을 받았다. 수술을 받기 전에 'GeGe(그의 이름 George Gey를 딴 명칭)세포'를 만들 요량으로 집도의에게 자신의 암세포를 채취해달라고 부탁했다. 랙스 부인처럼 자신도 불멸의 이름을 남기고 싶었을까? 하지만 배를 열어보니 조직 하나 떼어내기도 어려울 정도로 심각해 집도의는 그냥 배를 꿰매고 나와버렸다. 마취에서 깨어난 가이는 불같이 화를 냈다.

그렇다고 해서 아무것도 안 하고 죽을 날만 기다릴 가이는 아니었다. 수술 후 죽을 때까지 3개월 동안 메이요클리닉, 슬로안-케터링 암센터, 존스홉킨스병원에서 새로운 화학치료법의 기니피그로 스스로 지원해 의학 연구의 재단에 자신을 바쳤다. 그리고 세상을 떠나기 하루 전날 메리(세포를 배양했던 연구원)에게 누구든 헬라가 누구인지 물어보면 실명을 알려주라고 했다. 가이는 1970년 11월에 세상을 떠났다.

이듬해에 한 학술지에 실린 가이의 추모 논문을 필두로 1973년에는 〈네이처〉와 〈사이언스〉에도 헬라의 실명이 공개되었다. 하지만 정작 가족들에게는 알리지 않았다. 가족들이 그 놀라운 사실을 알게 된 것은 우연한 기회를 통해서였다.

가족들은 큰 충격을 받았다. 25년 전에 세상을 떠난 랙스 부인의 '일부'가 아직도 살아있고 더구나 세계 곳곳에서 연구의 재료로 쓰인다고? 가족들이 사실관계를 확인하려 노력했지만 병원은 아무런 설명을 하지 않았고, 심지어 추가 연구를 위해 가족들의 혈액까지 채취했다.

1976년에 이 사실이 대중 잡지를 통해 알려지면서 인종차별 문제로 부각되었다. 그로부터 다시 20년이 지난 1996년에는 BBC가 이 사건으로 다큐멘터리를 제작했다. 대중의 눈총이 뜨끔해서였을까? 2001년 존스홉킨스병원 연구실에서는 유족들과 헬라세포가 반세기 만에 처음 만날 수 있었다.

연구를 목적으로 한 검체의 채취와 이용이 당사자에게 통보되지 않았기에 헬라세포의 존재는 의료윤리 위반이었다. 유족들은 수익을 얻은 기업에게 합당한 보상을 요구했다. 가이나 병원 측은 영리 목적으로 이용한 것은 아니었지만 세포를 배양하고 판매해 수익을 얻는 기업이나 그 연구로 천문학적 부가가치를 창출한 기업은 유족들에게 합당한 보상이나 위로를 해주는 것이 인지상정이었다.

2002년에 처음으로 유족들은 랙스 부인을 기리는 재단 명의로 기부금 형태의 보상을 받았다. 한 연구기관은 세포를 사용할 때마다 일정 비율의 개런티를 재단에 지불하기로 했다. 2023년 8월, 미국의 한 바이오테크 기업은 자신들이 배양해 판매하고 있는 헬라세포를 제공한 고인의 유족들에게 배상금

을 지급하기로 합의했다. 뒤늦게라도 유족들이 받은 충격과
고통에 위로가 되길 바란다.

헬라세포는 왜 불멸의 세포가 되었을까?

인간의 세포는 무한 분열하지 않는다. 대략 50회 정도의 분열
후에는 성장을 멈추고 죽는다(헤이플릭의 한계점이라 부른다). 하지
만 세포가 돌연변이가 되면 사정이 달라진다. 헬라세포 연구
를 통해 암세포는 무한대로 분열할 수 있다는 사실을 알게 되
었다.

그 이유는 무엇일까? 우리의 염색체 끝에는 '텔로미어'라
불리는 DNA 가닥이 있다. 이것은 세포가 분열할 때마다 조
금씩 짧아진다. 50회 정도 분열하면 텔로미어는 거의 다 없어
지고 세포는 분열을 멈추고 죽는다. 이것이 정상세포의 삶과
죽음이다. 하지만 헬라세포에는 텔로미어를 재건하는 '텔로
메라제'라는 효소가 있다는 사실이 1990년대 초반에 발견되
었다. 텔로메라제만 있으면 죽지 않고 무한정 분열할 수 있다.

왜 비윤리적일까?

랙스 부인이 입원하고 치료를 받은 존스홉킨스병원은 당시에도 미국 최고 수준의 병원이었다 이 병원은 자선병원으로 세워져 인근에서 아프리카계 미국인들을 받아주는 유일한 병원이었다. 가난한 아프리카계 미국인을 위한 전용 병동도 있었다. 무료로 진단과 치료를 받았다고 해서 환자의 몸에서 나온 것을 병원이 가져도 된다는 것은 아니다. 사실상 '뉘른베르크 강령'을 위반한 비윤리적인 행위다.

'뉘른베르크 강령'은 제2차 세계대전 동안 나치 의사들이 벌인 반인륜적인 실험을 방지하기 위해 만든 의료윤리 지침이다. 한마디로 비윤리적이고 강제적인 연구를 하면 안 된다는 내용이다. 아울러 연구에 참여하게 되는 대상자에게 사전에 자세히 알리고 동의받을 것을 규정했다. 현대 의료윤리의 출발점으로 볼 수 있다.

하지만 나치 의사들을 단죄한 미국 정부도, 가난한 아프리카계 미국인을 치료해 주던 존스홉킨스병원도 이 지침을 따르지 않았다. 랙스 부인이 가난하고 힘없는 아프리카계 미국인이라서였을까? 그렇기에 이 사건을 인종차별 문제로 보기도 한다.

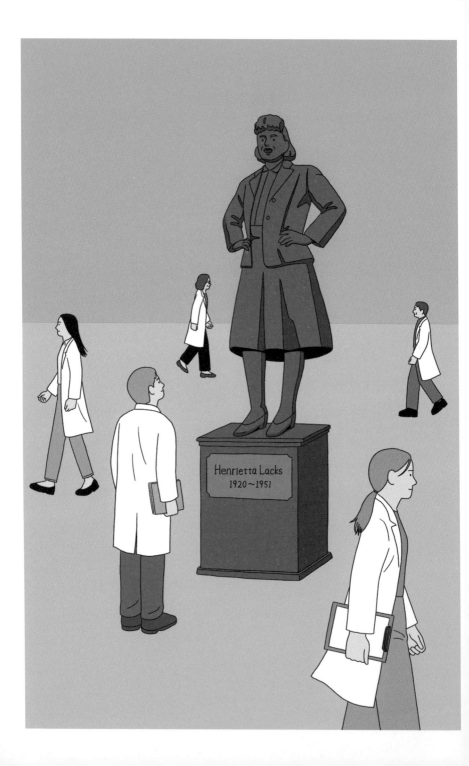

불멸의 의료윤리 지침서

헬라세포는 한마디로 최초로 배양된, 지금도 쓰이는 가장 오래된 인간의 불멸 세포주이다. 헬라세포 덕분에 20세기 후반의 생물-의학은 비약적인 발전을 했다. 하지만 그 찬란한 불멸의 세포는 인종차별, 여성인권 침해, 환자의 권리 침해 같은 윤리적 문제를 안고 태어났다. 그리고 여전히 문제가 되고 있는 인체 유래 조직의 상업적 이용에 대한 우리의 말 못 할 고민을 거울처럼 환하게 비추고 있다.

50년이나 지나서야 세상에 널리 알려진 헬라세포의 이야기는 의료윤리 문제가 나치의 생체실험, 일본의 731부대의 만행처럼 전쟁 같은 극한 상황에서만 벌어지는 것이 아니라 평화로운 상황의 미국 최고의 병원에서 사회적 약자에게 아무렇지도 않게 벌어진다는 것을 알려주었다. 그래서 더 충격적이다. 헬라세포 이야기는 앞으로도 우리에게 '불멸의' 의료윤리 지침서로 여전히 유효할 것이다.

10

더 넓은 세상을 꿈꾸는 청소년에게

이종욱 평전

LEE JONG-WOOK

A Life in Health and Politic, 2012

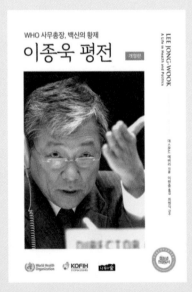

데스몬드 에버리 지음 | 이한중 옮김 | 나무와숲 | 2020(개정판)

멀리 가기를 마다하지 않는 자만이
얼마나 멀리 갈 수 있는지 알아낸다.

_T.S. 엘리엇(Thomas Stearns Eliot, 영국 시인)

2003년 봄, WHO(세계보건기구) 사무총장에 한국인 의사가 당선되었다. 놀랍고도 반가운 소식이었다. 하지만 이종욱, 그의 이름은 낯설었다. 그는 어떤 사람이었을까? 어떻게 WHO의 수장이 되었을까 궁금했지만 자세히 알아볼 생각을 못 했다.

얼마나 지났을까? WHO 이종욱 사무총장이 갑자기 세상을 떠났다는 뉴스가 흘러나왔다. 그의 재임기간은 2003년 7월 21일부터 2006년 5월 22일까지, 3년에서 두 달이 모자랐다. 한국인 최초의 UN 전문기구 수장으로서 제대로 된 꿈을 펼치기에는 부족한 시간이었다.

그때는 미처 몰랐지만 이종욱은 어느 날 갑자기 혜성처럼 나타나 그 자리에 앉은 것이 아니었다. 오랜 기간 WHO에서 일했고, 요직을 거쳤고, 선거에 입후보해 WHO의 수장인 사

무총장으로 선출되었다. 하지만 그 세월 동안 국내에는 거의
알려지지 않았다.

파란만장했던 어린 시절

이종욱은 광복 직전인 1945년 4월 12일에 서울에서 태어났
다. 공교롭게도 그날은 미국의 루스벨트 대통령이 뇌출혈로
세상을 떠난 날이기도 하다. 루스벨트는 폴리오(소아마비)를 이
겨내고 미국 역사상 전무후무한 4선 대통령이 되었고, 재임
기간 중 폴리오 퇴치를 위한 백신 개발에 많은 지원을 했다.
나중에 이종욱은 백신을 이용한 폴리오 퇴치 사업을 주도했
다. 폴리오로 이어지는 두 사람이 같은 날에 기일과 생일이
되고, 심지어는 같은 병으로 세상을 떠난 것도 인연이라면 인
연일까.
 이종욱이 5살 때 6·25전쟁이 터졌다. 전쟁통에 공무원이었
던 아버지와 생이별을 했고, 누이는 병으로 죽었고, 가족은 한
겨울에 대구까지 걸어서 피난을 갔다. 전쟁이 끝나며 고위 공
직자가 된 아버지 덕분에 윤택한 생활을 할 수 있었지만 4.19
혁명(1960년) 후 아버지는 자리를 잃었고 후두암으로 사망했

다. 가세가 기울었고 모친이 생계를 책임졌다.

공대 건축학과에 입학했지만 학업에 흥미를 느끼지 못한 이종욱은 군에 입대했다. 군에서는 정보부서의 통역병으로 복무했다. 그가 영어를 꽤 잘한 것은 고등학생 때 하버드대 입학을 목표로 영어 공부를 열심히 했기 때문이다. 그 덕에 군에서 생각지도 않은 자리를 얻었다.

제대 후에는 공대를 그만두고 의대에 진학했다. 의사가 되어 어려운 집안 형편에 도움을 주고 싶어서였다. 숭고한 이상 따위는 없었다. 1970년, 서울대 의대에 입학했을 때 그는 동기들보다 일곱 살이나 많은 '예비역(군복무를 마친 사람)' 늦깎이 신입생이었다.

미국 이민을 꿈꾸며

이종욱은 의대생일 때부터 미국 이민을 꿈꾸었다. 이종욱 혼자만 그런 것은 아니고 많은 의대생들이 그런 꿈을 꾸던 시절이었다. 1970년대 베트남 전쟁으로 미국은 의사가 부족했고 그 해결책으로 외국인 의사를 수입했다. 영어도 잘하고 아메리칸드림도 있던 이종욱은 용산의 미군 부대에서 근무하던 군의관에게 영어 공부를 도와달라는 편지까지 보냈다. 이렇게 만난 군의관과 각별한 사이로 지냈다. 영어 실력도 꾸준히 늘어 이제 졸업만 하면 미국 의사 시험에 합격할 것만 같았다.

1976년에 이종욱은 의대를 졸업했다. 1월에 국가고시, 2월 말 졸업, 7월에는 미국 이민 비자를 받을 것으로 기대했지만 예기치 못한 변수가 생겼다. 4월에 베트남 전쟁이 끝나버린 것이다. 전쟁이 끝난 것은 좋은 일이지만 동시에 미국의 외국인 의사 수요도 크게 줄었다. 그 결과 비자자격 시험(VQE: 다른 나라 의대 출신이 미국 내 레지던트 자리를 얻기 위한 시험)이 까다로워져 합격률이 크게 떨어졌다.

미국만 바라보았던 그는 졸지에 낙동강 오리알 신세가 되었다. 하지만 그럼에도 시험을 통과해 미국 의사가 될 꿈은 접지 않았다. 일단 서울의 보건소에 일자리를 얻고 시험 준비를 했다.

자원봉사가 맺어준 인연

보건소에서 일하는 동안 안양에 있는 한센병 환자 요양시설인 '성 라자로 마을'에 자원봉사 의사로 일했다. 그는 이렇게 한센병(나병)과 처음 인연을 맺었다. 하지만 이곳에서 평생의 인연을 만날 줄은 꿈에도 몰랐을 것이다.

일본인 자원봉사자 가부라키 레이코는 영문학도로, 일본에서 대학을 졸업하고 수녀가 되기 위해 수녀원에 들어갔지만 몇 달 만에 나왔다. 그러다가 성 라자로 마을에 일손이 부족하다는 소식을 전해 듣고 도움을 주기 위해 동해를 건너왔다. 한국어도 유창했던 그녀는 공동체 살림살이는 물론이고 한국과 일본으로 모금 편지를 보내는 일도 담당했다. 영문학에 관심이 많았던 이종욱과 레이코는 자연스럽게 가까워졌다.

하지만 이종욱이 춘천도립병원 응급실로 자리를 옮기면서 두 사람 사이에는 엄청난 물리적 장벽이 생겨버렸다. 하지만 이종욱은 레이코에게 청혼했다. 수도자의 꿈을 꾸던 레이코는 자신이 어쩌면 한센병에 걸렸을지도 모른다며(한센병은 잠복기가 길다) 완곡하게 거절했다. 하지만 이종욱은 "아픈 사람에게는 돌봐줄 사람이 필요하다"라며 포기하지 않았다. 두 사람은 1976년 12월에 결혼했고 춘천도립병원 관사에서 신접살림을 시작했다. 이듬해 가을, 아들 '충호'가 태어났다.

1978년 1월에 춘천의 성 골롬반 수녀회가 운영하는 의원에서 이종욱은 미군 군의관을 만났다. 원장 수녀가 자원봉사를 오는 젊고 유능한 이종욱 부부를 용산기지 후송병원 군의

관 존 헤스에게 소개했기 때문이다. 동갑내기인 두 사람은 의기투합했고 깊은 우정을 쌓았다.

한편으로 미국 이민의 꿈은 점점 더 멀어졌다. 비자가 나오지 않았고, 레이코의 한국 영주권도 감감무소식이었다. 외국인인 레이코는 비자 갱신을 위해 어린 아들을 데리고 정기적으로 한국을 떠나야 했고 그럴 때마다 이종욱은 가족과 떨어져 지내야 했다. 결혼 2년이 그렇게 지나갔다.

일단, 하와이로

한편 존 헤스는 주한 미군 복무를 마치고 귀국해 하와이에 정착했다. 열심히 이종욱을 도울 방법을 찾던 헤스는 이종욱이 하와이 대학 공중보건학 석사과정 전액 장학생으로 입학하도록 도와주었다.

이제 그는 오매불망 그리던 미국으로 건너갈 수 있게 되었다. 하지만 의사는 아니고 유학생 신분이라 미국에서 생계를 꾸릴 길이 막막했다. 헤스는 자신의 집에서 같이 지내도록 배려했고, 대학으로부터 월 500달러의 생활비 지원도 받도록 해주었다(알고 보니 돈은 헤스의 월급에서 나왔다). 이종욱은 1979년

10월에 호놀룰루에 도착했다. 이제 다시 늦깎이(34세)로 이역만리에서 유학생, 그것도 한 가족의 삶을 책임지는 가장으로서 쉽지 않은 출발을 했다.

보건소 의사와 응급실 의사로만 일했던 이종욱에게 공중보건학은 낯선 분야였다. 역학, 보건학, 경제학, 질병 예방 및 관리학, 보건통계학을 배워야 했다. 한편으로는 지도교수가 이끄는 한센병 혈청 검사 개발 연구에도 참여했다. 강의실, 실험실은 물론이고 미크로네시아의 섬들도 다녀야 했다. 이와 함께 미국 의사 비자 자격시험도 응시했지만 번번이 고배를 마셨다.

석사 2년 과정을 마칠 즈음, 그에게는 두 가지 길이 있었다. 하와이 대학 공중보건학 강사로 남아 학자의 길을 걷거나, 미국령 사모아의 임상의사 자리로 가는 것. 미국 의사 자격은 없지만 법적으로는 편입되지 않은 미국 영토인 사모아에서는 의사로 일할 수 있었다. 물론 그 자리도 헤스가 알아봐 준 것이었다. 사모아로 가서 의사로 일하면 돈도 벌고 독립할 수 있지만 너무나도 외딴곳이었다. 하지만 그는 사모아에 지원해 합격하자 미련 없이 하와이를 떠나기로 했다.

사모아의 오지 의사

사모아는 우리나라 원양어선들의 해외 기지이기도 했다. 의사인 이종욱은 한국인 사이에서 유명 인사가 되었다. 1982년 11월에(37세) 미국 의사 비자 자격시험도 3수 끝에 통과해 이제 미국 본토로 가서 일할 수도 있었다.

한편으로는 하와이 대학에서 참여했던 연구인 한센병 진단 관련 논문이 학술지에 실리면서 이 분야의 어엿한 전문가로 인정받았다. 성 라자로 마을에서 시작된 한센병과의 인연이 하와이까지 이어진 것이다. 하지만 인연이 거기서 끝난 것은 아니었다. 곧 공석이 될 WHO의 피지사무소 한센병 담당 자문관으로 영입 제안이 온 것이다.

한 치 앞도 모르는 것이 인생이라고 하더니 그렇게 바라던 미국 의사 자격, 미국 이민이 이제 성사가 되었는데 전혀 다른 길로 가는 문이 열린 것이다. 이제껏 이루어 놓은 것을 포기해야 하는 걸까? 힘들게 얻은 미국 의사의 길을 포기해야 하는 걸까?

몇 가지 이유로, 이를테면 한센병 발견자인 한센의 후계자가 되고 싶은 이상주의자적인 생각과 국제기구에서 일하면 신분이 보장되는 점, 비어 있는 자리라는 점, 급여나 근무 조건도 좋다는 점이 이종욱의 마음을 움직였다. 장차 WHO 사무총장이 되어야지 하는 원대한 꿈 같은 것은 없었다. 1983년의 일이었다.

WHO 피지 사무소와 마닐라 사무처

1948년에 출범한 WHO는 유엔 전문기구로 본부는 뉴욕이 아닌 제네바에 있다. 전 세계를 아메리카, 유럽, 아프리카, 동지중해, 동남아시아, 서태평양 6개 지역으로 나누어, 우리나라와 피지는 마닐라에 있는 서태평양 지역사무처가 관장하고 있다.

이종욱은 피지의 수도 수바(Suva)에서 잘 적응했다. 현대적인 도시에서 일했고, 생활 수준과 대우가 확실히 달라졌다. 이종욱은 지위를 가리지 않고 동료 직원들과 스스럼없이 잘 어울리고 사귀었다. 진료를 버리고 사무직 의료인이 된 것이 섭섭하기는 했지만 보람 있는 일을 하게 되었으니 만족했다.

하지만 신분은 여전히 그의 발목을 잡았다. 공식적인 신분은 WHO 직원이지만 사실은 무기 갱신 가능한 단기(2년) 계약직 신세였다. 아내와 아들을 위해서라도 안정적인 신분이 필요했고, 이왕 들어온 관료사회에서 뜻을 펴기 위해서는 권력의 핵심에 다가가야겠다고 생각했다. 서태평양 지역사무처가 있는 마닐라로 한 단계 도약해 보기로 한 것이다. 1986년 11월 이종욱은 서태평양 지역사무처의 질병 관리국장으로 임명되었다.

WHO 제네바

마닐라에서 7년을 보낸 후 WHO 본부의 글로벌 백신 프로그램 사무국장에 지원했다. 당시 WHO는 2000년까지 폴리오를 퇴치하기 위한 노력을 기울이고 있었는데 그 일의 책임자가 된 것이다. 그의 노력 덕분에 1995년 폴리오 발생률을 인구 1만 명당 1명 이하로 낮추는 성과를 내자 '백신의 황제'라는 별명이 붙었다. 2000년에는 결핵 확산을 막기 위한 전세계적 차원의 노력을 관장하는 결핵국장을 맡았다.

이종욱은 사람들의 역량을 최대한 이끌어내고 공동의 목표를 추진하는 것에 즐거움을 느꼈다. 옳다고 결심하면 망설임 없이 밀고 나가는 성격이었다. 그리고 그의 역량을 모두 WHO의 체질 개선에 쏟아 부을 작정으로 사무총장 선거에

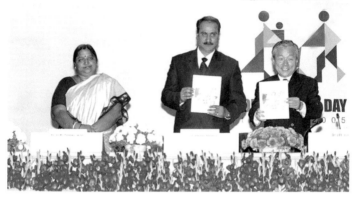

Make every mother
and child count

인도 뉴델리에서 열린 세계보건의 날 행사에서(2005년)

출마했다.

2003년 5월, 각국의 보건의료를 대표하는 8명의 입후보자가 WHO 사무총장 선거에 나섰다. 일곱 번의 투표 끝에 이종욱이 선출되었다. 사무총장으로서 내건 모토는 "옳은 일을 적절한 곳에서 옳은 방법으로 한다"였다.

WHO의 수장이 된 그의 앞길에 장미빛 희망만 있는 것은 아니었다. 당장 발등에 떨어진 불도 있었다. 사스(SARS; 2002~2004)와 1997년에 잠깐 나타났던 조류독감(2003~)이 다시 퍼지고 있었고 에이즈도 들불처럼 번지는 중이었다.

국제 보건을 책임지는 수장으로서의 업무가 너무 힘들었던 것일까? 2006년 5월 14일 일요일, 1주 후에 열릴 WHO 세계 보건총회 연설 원고를 쓰던 이종욱은 심한 두통을 느꼈다. 약을 먹고 쉬어도 좀처럼 나아지질 않았고 곧 심한 구토를 한 후 의식을 잃었다. 급히 수술을 받았지만 깨어나지 못했다. 사인은 뇌출혈이었다. 향년 61세의 아까운 나이였다.

인간 이종욱

인간 이종욱은 항상 더 큰 꿈에 도전하는 사람이었다. 하버드 대학 입학의 꿈을 갖고 영어 공부를 한 고등학생, 미국 의사를 꿈꾼 가난한 한국 의대생이었다. 당시 분위기를 보면 조금 터무니없는 꿈 같았지만 결국 그 꿈을 향해 저벅저벅 걷다 보니 새로운 기회의 문이 열렸다. 영어 공부를 열심히 한 덕분에 군에서 통역병이 되었고(그러면서 실력은 더 늘었을 듯), 영어에 자신 있었으니 미군 군의관에게 편지를 쓰고 만나고 도움도 받았다.

선한 일을 하다 보니 좋은 기회가 왔다. 남에게 잘 보이거나 상을 받으려 봉사를 한 것은 아니지만 그 결과 좋은 일이 생긴 것이다. 한센병 요양시설에서 자원봉사를 하며 아내를

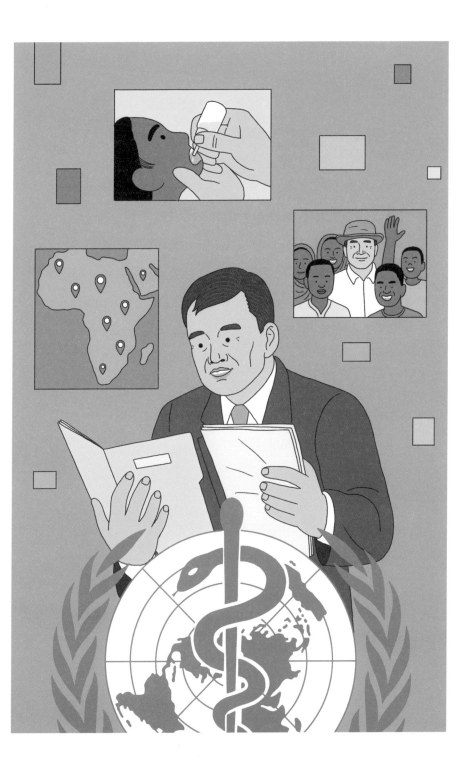

만났고, 춘천에서 자원봉사를 하다가 미군 군의관 헤스를 만났고, 그의 도움으로 하와이 유학과 사모아 정착을 할 수 있었다.

그는 당장 내키지 않는다 해도 해야 하는 일이라면 최선을 다하는 사람이었다. 하와이 대학의 공중보건학 석사과정은 그의 계획에 없던 일이었다. 의대 다닐 때도 공부에 별로 흥미가 없었다고 사석에서 밝힌 그가 새로운 공부를 하기는 쉽지 않았을 것이다. 하지만 그 공부는 나중에 그가 WHO에서 보건전문 관료로 일하는 데 기초를 닦아준 셈이 되었다. 지도교수와의 한센병 혈액 연구도 열심히 한 덕분에 논문의 저자로 등재되었다. 그 때문에 한센병 전문가로 알려져 WHO에 자리를 얻었다.

그의 삶은 좌절과 희망, 우연과 필연, 좋은 인연과 기회로 점철되었다. WHO 사무총장이 될 꿈 같은 것은 애초에 없었지만 그의 삶이 자연스럽게 그를 그 방향으로 이끌어 갔다. 중요한 것은 주어진 상황이 아무리 어렵더라도 최선의 길을 찾는 것이다. 당장은 힘들지만 자신을 더 나은 사람으로 이끄는 길 위에 서야 한다.

바라던 목표가 이루어지지 않고 좌절할 수도 있다. 하지만 그 순간조차 최선을 다해 가는 데까지 가본다면, 막다른 길

끝에서 새로운 길이, 새로운 문이 보일 수 있다. 그곳까지 가 보기 전에는 아무도 본 적이 없는 문 말이다. 그러고 보면 이종욱은 그렇게도 바라던 미국 의사의 꿈은 성취하지 못했다. 대신 WHO 사무총장이 되었다.

마지막으로 보건의료인을 꿈꾸는 청소년에게 지금 눈앞에 보이는 이 세상보다 더 넓은 세상이 있다는 것을 말하고 싶다. 그곳에서 더 큰 일을, 세상 사람들을 대하는 일을, 돈으로는 살 수 없는 원대한 도전을 꿈꾸어 보라고 말하고 싶다.

참고문헌

옳다고 생각하면 행동하라, 권준욱 지음, 가야북스, 2007

11

과학의
잔인한 대가

라듐 걸스

Radium Girls:
The Dark Story of America's Shining Women, 2017

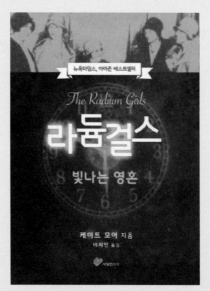

케이트 모어 지음 | 이지민 옮김 | 사일런스북 | 2018

하나의 구체적인 예가 산더미 같은 설명보다 낫다.

_프리먼 다이슨(Freeman John Dyson, 미국 물리학자)

퀴리 부부가 발견한 라듐

100여 년 전 미국 뉴저지주에 '라듐 루미너스 머티리얼스 코퍼레이션'(나중에는 USRC로 개명)이란 길고 어려운 이름을 가진 공장이 있었다. 지역민들은 그냥 '시계 스튜디오'라 불렀다. 시계를 만드는 곳은 아니고 시계 숫자판에 '언다크(Undark)'라는 페인트를 칠하는 곳이었다. 녹색 빛이 감도는 흰색 페인트인 언다크를 칠하면 숫자판이 어둠 속에서도 은은하게 빛났다. 이 야광(夜光) 페인트는 방사능 물질인 라듐(radium)으로 만들었다.

라듐($_{88}$Ra)은 1898년에 마리와 피에르 퀴리 부부가 발견했다. 세상에 모습을 드러내던 그 순간부터 어둠 속에서 신비한

빛을 냈다. 반딧불이처럼 녹색으로 빛나는 이 물질을, 마리 퀴리는 '나의 아름다운 라듐'이라 부르며 늘 곁에 두었다.

라듐은 곧 쓰임새를 찾았다. 라듐을 칠하면 시계판의 숫자와 바늘을 어둠 속에서도 볼 수 있었다. 사격 조준기, 비행기 계기판, 선박용 나침반 등에 라듐이 칠해졌다. 제1차 세계대전이 터지자 무기 생산이 늘어 야광판 수요도 많이 늘었고 공장은 아주 높은 임금을 주고(여성 노동자 임금의 상위 5% 수준) 직원을 고용했다. 시계 스튜디오는 그 지역에서 누구나 일하고 싶은 선망의 직장이었다.

시계판에 칠을 하는 일은 주로 10대 소녀들 몫이었다. 아주 비싼 야광 페인트를 허투루 쓰지 않으려고 소녀들은 가느다란 붓을 '입에 넣어 끝을 뾰족하게 만든 후 라듐을 살짝 묻혀' 숫자판에 칠했다. 이런 방식을 '립 포인팅'이라 불렀다. 세밀한 칠 작업을 위한 일종의 노하우였다.

임금은 성과급이어서 많이 칠할수록 더 많이 벌었기에 소녀들은 아주 열심히 칠했다. 그러다 보니 입술에, 입안에 라듐이 자연스레 묻었다. 퇴근 후 어두운 거리를 걸어가면 소녀들의 입술에 묻은 라듐이 은은한 빛을 내 사람들의 눈길을 끌었다. '라듐 걸스'. 어둠 속에서도 환하게 빛나는 소녀들을 부르는 이름이었다.

그런데 방사능물질인 라듐을 다루고 심지어는 입술에 묻히는 일이 몸에 해롭다는 생각은 하지 않았을까? 안 했다. 오히려 몸에 좋다고 생각했다! 아니 어떻게 그런 생각을?

라듐이 세상에 나온 지 2년 만인 1900년에야 라듐이 인체에 영향을 미친다는 사실을 발견했다. 라듐을 추출했고 인류 역사상 처음으로 라듐과 밀접 접촉한 마리와 피에르 퀴리 부부는 불에 덴 적도 없이 손가락에 화상을 입었다. 이 현상을 이상하게 여긴 피에르는 방사능물질을 몸에 부착하는 실험을 해 방사능물질이 인체에 화상을 일으킨다는 것을 확인했다. 피에르는 여기서 방사능물질로 암조직을 치료할 가능성을 발견했다. 이렇게 의사들과 함께 개발한 암 치료법이 '퀴리요법(curietherapy)'이다. 라듐을 이용한 초창기 방사선 요법이었다(9장 참조).

라듐의 위험성

여기까지는 좋았는데 문제가 생겼다. 암 치료에도 쓰는 물질이라면 당연히 건강에 좋을 거라는 근거 없는 믿음이 생긴 것이다. 사람들은 라듐이 몸에 좋은지 나쁜지 확인도 하기 전에 라듐을 만병통치약으로 여기기 시작했다. 라듐이 들어간 알약 음료나 우유를 마셨고 치약, 화장품, 온천수, 심지어는 속옷에도 라듐이 들어갔다. 라듐이 들어가면 뭐든지 건강에 좋다고 생각했다.

라듐 걸스가 일하던 시절이 딱 그때였고 라듐은 세상에서 가장 비싼 물질이 되었다. 시계 스튜디오에서 일하는 소녀들은 그렇게 비싸고 몸에 좋은 라듐을 늘 접하는 것은 물론이고 조금은 먹을 수도 있으니 꿩 먹고 알 먹는 일로 생각했다.

하지만 대중의 열광과는 달리 진실은 그 반대였다. 피에르 퀴리는 라듐에서 나온 기체가 실험동물을 죽일 정도로 유독하다는 사실을 알아냈다. 주변에서 요절하는 관련 연구자들이 많다는 사실이 알려지자 마리 퀴리는 연구원들에게 방호복을 입게 했다. 미국의 발명가 토머스 에디슨도 라듐을 두려워했다. 시계 스튜디오의 창업자도 라듐 때문에 손가락을 절단했다.

회사에서는 라듐이 위험하다는 것을 눈치챘지만 직원들에게는 그냥 안전하다고만 했다. 소녀들은 아무렇지도 않게 라듐을 대했고 서서히 방사선에 피폭되었다. 라듐 피폭이 큰 재앙을 불러오는 것은 시간문제였다.

누구보다도 더 열심히 일했던 소녀들에게 제일 먼저 문제가 생겼다. 전신 피로감, 혈액 이상, 체중 감소, 잇몸 궤양, 턱뼈 괴사가 생겼다. 병원에 갔지만 의사들도 뾰족한 해결책을 내놓지 못했다. 1922년에 라듐 걸스를 진료하고 정황을 파악한 의사가 직업병에 걸린 것으로 판단해 당국에 처음으로 신고했다.

당국이 현장 조사를 나왔고 라듐을 원인으로 지목했다. 하지만 회사는 라듐의 유해성을 인정하지 않았다. 사장은 오히려 "25년 동안 라듐을 다루고 연구한 마리 퀴리가 건강한 것을 보라"며 항변했다.

그는 몰랐을 테지만 그 무렵 마리 퀴리는 몸이 많이 안 좋았다. 라듐을 추출하던 4년 동안 피로감과 체중 감소를 이미 겪었다. 그때는 너무 무리해서 그런 줄로만 알았을 것이다. 피에르의 건강 상태도 좋지 않았는데 불행히도 1906년에 마차 사고로 요절했다(사고로 죽지 않았다면 마리와 같은 병으로 세상을 떠났을 것이다). 혼자 남은 마리는 계속 방사선 연구를 했고, 제1차 세계대전 중에는 전쟁터에 나가 방사선 촬영기사로도 일했다(아무런 방호 조치 없이). 때문에 X-선 피폭까지 당했다.

1922년 9월에 라듐 걸스 중 첫 사망자가 나왔고 연말까지 4명이 목숨을 잃었다. 하지만 회사는 1,000명이나 일했는데 4명이 죽은 것을 가지고 왜 라듐을 탓하느냐는 식으로 나왔다

(라듐의 위험성을 이미 알고 있었는데도). 공장은 폐쇄되지 않았고 소녀들은 계속 일을 했다. 다만 '립 포인팅'만 금지했다. 이유는 설명하지 않았다. 연말에는 공중위생국이 라듐 노동자에 대한 공식 보고서를 발행했지만 예방 안전 조치를 취해야 한다는 수준이었다.

1925년에 희생자의 시신이 처음으로 부검대에 올랐다. 희생자의 뼈와 장기 모두에서 방사선이 나왔다. 사망 원인은 '라듐에 의한 급성 빈혈'이었다. 라듐은 뼈에 축적된다. 피폭자들은 온몸의 뼈가 다 아프기 시작한다. 조혈 기능이 떨어져 빈혈이 생기고 백혈구 수치도 떨어진다. 백혈구 감소는 면역 기능 이상으로 이어져 쉽게 감염되고 잘 낫지 않는다. 더 진행되면 골수염, 암, 백혈병이 생겨 대부분 젊은 나이에 죽는다. 라듐 걸스도 그랬다. 그리고 하나 더. 소녀들은 초기부터 구강-치과 질환, 구강암이 잘 생겼고 턱뼈 괴사도 있었다. 소녀들이 입으로 라듐을 밀접 접촉했기 때문이다.

회사가 잘못을 인정하고 합의금을 내놓은 것은 1928년이었다. 이렇게 라듐의 유해성이 알려지면서 1932년 의약품 목록에서 퇴출되고 라듐 산업 자체가 몰락했다.

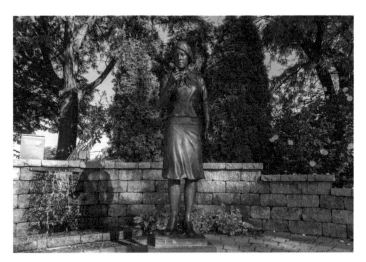

미국 일리오이주의 라듐걸 동상

라듐 걸스의 비극

대서양 건너에 있는 마리 퀴리도 라듐 걸스의 비극을 전해 들었다. 자신이 세상에 내놓은 라듐이 그런 끔찍한 일을 일으킨다는 것을 알고 어떤 심정이었을까? 마리는 라듐이 묻은 붓끝을 입에 대지 말고 소의 간(肝)을 날로 먹어 빈혈을 예방하라는 조언도 했다. 그리고 어쩌면 자신도 라듐 걸스와 같은 운명을 짊어졌다고 생각했을지도 모른다.

　라듐이 찬란하게 몰락하던 1934년 마리 퀴리도 세상을 떠났다. 사망 원인은 '재생불량성 빈혈'이었다. 과학자들은 마리를 방사선 연구의 희생자로 생각한다. 퀴리 부부의 관은 프랑스 위인들의 영묘인 파리의 팡테옹에 안치되어 있는데 방사선을 차폐하기 위해 납으로 둘러싸여 있다. 마리의 곁을 지켰던 실험노트도 마찬가지다. 마리의 실험노트는 국립도서관 지하의 특별한 방호 장치 속에 보관하고 있고, 열람을 원하는 사람은 도서관 측에 책임을 묻지 않겠다는 각서를 써야 한다.

마리 퀴리의 비극은 대를 이었다. 큰딸 이렌도 과학자가 되었고 남편도 과학자였다. 이렌과 프레데리크 졸리오-퀴리 부부도 노벨상을 공동 수상했고 프랑스가 핵 강국으로 도약하는 기틀을 마련했다. 하지만 두 사람 다 백혈병으로 세상을 떠났다. 모두 방사선 연구 때문이었다.

1927년 여름 뉴저지에서는 죽어가는 5명의 라듐 걸스가 회사를 고소했다. 지루한 소송전이 마무리된 것은 1939년 10월이었다. 라듐 유해성 알려진 지 거의 40년 만의 일이고 최초의 희생자가 생긴 지 17년이 지난 때였다. 진실이 더 빨리 알려졌다면 소녀들을 더 많이 구했을 텐데 뒤늦은 감이 없지 않다.

하지만 미래에 있을 희생을 막는 데는 충분한 도움이 되었다. 라듐 걸스의 비극을 통해 대중은 방사능물질이 위험하다

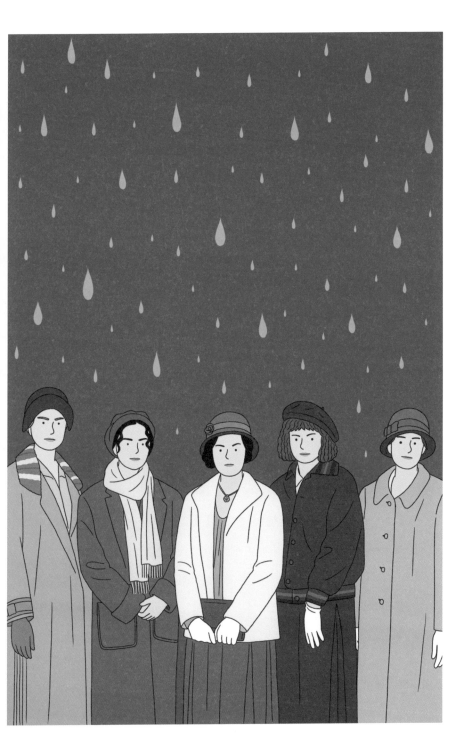

는 것을 사실상 처음 깨달았다. 이 사건으로 미국에서는 근로자를 보호하는 법률이 개정되었고 근로안전보건국도 신설되었다. 원자 폭탄을 만드는 맨해튼 프로젝트에 참여하는 연구자들도 강화된 안전 지침을 따르게 했다. 이제 공장이나 연구소에서 방사선 피폭 위험은 많이 줄어든 것 같았다. 하지만 생각지도 않은 곳에서 위험이 생겼다.

라듐 걸스 파동 후 제2차 세계대전이 있었고, 전쟁은 일본에 떨어진 두 발의 원자폭탄으로 끝났다. 하지만 원자폭탄은 냉전의 시작을 알리는 신호탄도 되었다. 전후에 강대국들은 서둘러 핵무기 개발에 나섰다. 무기의 성능을 확인과 개량하기 위해 핵 실험이 필요했다. 덕분에 지구 곳곳에서 2천 번이 넘는 핵 실험이 있었다. 한때는 핵실험 관람이 관광상품으로 나온 것을 보면 사람들이 핵무기에 대한 경각심이 얼마나 부족했는지 짐작할 수 있다.

지금은 방사능 낙진을 유발하는 대기권의 핵 실험은 할 수 없지만 그것을 대신한 핵 발전소 사고로 심각한 방사능 오염이 발생했다. 미국 스리마일 섬(1979년), 소련의 체르노빌(1986년), 일본의 후쿠시마(2011년)는 잘 알려진 굵직굵직한 사고에 불과하다. 이제는 지구 그 어느 곳에서도 방사능 오염 안전지대는 없을 정도가 되었다. 우리는 이제 방사선 오염을 기본으로 받아들이고 살아가야 할 처지다.

라듐 걸스의 비극, 초기 방사선 연구 역사 그리고 인간의 통제권을 넘어서는 방사선 누출사고를 보면서 우리는 무엇을 배워야 할까? 우리가 너무 무지했고 그 대가를 톡톡히 치렀다는 교훈이 아닐까? 그런데 그것이 과거 완료형이고 지금은 다 해결되었을까? 누구라도 자신 있게 답할 수 있을까? 교훈으로부터 아무것도 얻지 못하는 것만큼 어리석은 것은 없다.

참고문헌

도쿄 최후의 날, 히로세 다카시 지음, 최용우 옮김, 글항아리, 2018
퀴리 가문, 데니스 브라이언 지음, 전대호 옮김, 지식의숲, 2008
아름답고 평등한 퀴리부부, 에브 퀴리 지음, 장진영 옮김, 동서고금, 2000

12

후회 없는 삶과
인간다운 죽음

아버지의 죽음 앞에서

Dear Life:
A Doctor's Story of Love, Loss and Consolation

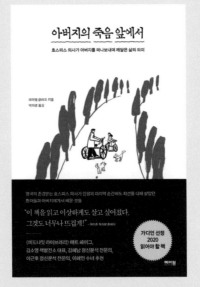

레이첼 클라크 지음 | 박미경 옮김 | 메이븐 | 2021

메멘토 모리 memento mori(죽음을 기억하라)!

_고대 로마의 격언

우연히 이 책을 발견한 건 행운이었다. 메마르게 말하면 암 환자의 보호자가 쓴 책이다. 하지만 환자도 보호자도 모두 의사라는 점은 특별하다. 보호자이자 딸은 말기 환자를 돌보는 의사이다. 가족이자 완화의료 전문가로, 아버지이자 의사인 환자를 어떻게 돌보았을까? 무척 궁금했다. 책은 후회 없는 삶과 인간다운 죽음에 대한 이야기를 들려준다.

지은이 레이첼 클라크의 이력도 조금 특별하다. 의사의 딸로 태어나 아버지의 진료 모습을 보며 자랐다. 대학을 마친 후 언론인으로 활동하다 테러 현장에서 구사일생으로 목숨을 건지고, 의사의 길을 선택해 늦깎이로 의대에 입학한다. 의대 졸업 후 자원하여 응급실에서 근무했고 완화의료 전문가로 길을 바꾸었다.

2017년, 그녀의 아버지가 대장암 진단을 받았다. 평생 의사로 살며 죽어가는 환자 곁을 지켰지만 그 역시 죽음을 두려워했다. 딸은 아버지와 10년 전에 맺은 '죽음 조약'을 떠올린다. 아버지가 치매나 뇌졸중에 걸려 식물인간 상태가 되면 더 이상 생명을 연장하지 말고 딸이 주사를 놓아 끝내주기로 한 약속. 마침내 딸이 그 약속을 지켜야 할 순간이 올 것 같아 조마조마한 마음으로 책을 읽어 나갔다. 그 전에 아버지와 딸의 이야기부터 살펴보자.

환자 돌봄에 헌신적이었던 아버지

레이첼의 아버지는 시골 병원에서 일하는 의사였다. 환자를 돌보는 데 너무 헌신적이다 보니 가족과 지낼 시간은 늘 부족했다. 녹초가 되어 집으로 돌아온 아버지는, 늘 죽음의 그림자를 업고 왔다고 딸은 기억한다. 본의 아니게 가족은 선의의 피해자가 되었다. 아버지는 왜 그렇게 헌신적인 의사가 되었을까?

그가 해군 군의관으로 일할 때 배에서 사고가 나서 수병들이 아주 심한 화상을 입었다. 사실상 희망이 없는 상태라 부상병들은 가족과의 마지막 상봉을 위해 후송되었고 아버지가 그 곁을 지켰다. 부상병들은 온몸을 붕대로 칭칭 감고 있었고 감각 신경도 타버려 통증도 느끼지 않았기에 자신들이 얼마나 심각한 상태인지 몰랐다. 그저 가족을 만나러 간다는 말에 한없이 들떴다. 의사로서 모든 진실을 알고 있던 아버지였지만 그들의 행복을 빼앗는 말은 하지 않았다. 필요하면 거짓말도 했다. 삶이 얼마 남지 않은 수병들이 편하고 좋은 마음으로 세상을 떠날 수 있도록 도운 것이다. 그는 의사로 아무것도 할 수 없다는 사실에 자괴감을 느꼈고 슬펐다. 결국 수병들은 죽고 말았다.

이 일로 그는 의사로서 가장 중요한 일은 병을 치료하고 목숨을 구하는 것이지만 그에 못지않게 죽어가는 환자 곁을 지키고 위로해 주는 것도 중요하다는 생각을 가졌을지 모른다. 그러니 가족도 등한시하고 환자를 돌보았을 것이다.

기자에서 늦깎이 의사가 된 딸

레이첼은 방송국의 기자로 일했다. 성소수자를 공격한 테러 현장에 있다가 크게 다쳤고 간신히 목숨을 구했다. 이후로 삶의 길을 바꾸어 의대에 진학한다. 늦깎이 의사가 되었고, 졸업 후 응급실에서 일했다. 저널리스트의 본능이 아직 남아 극적인 현장에서 일하고 싶었는지 모른다.

응급실만큼 극적인 무대가 있을까? 레이첼은 죽음과 치열하게 맞붙어 물고 늘어지고 싸웠다. 하지만 언제나 의사들의 비정함에 아쉬움을 느꼈다. 의사들은 왜 냉장고처럼 차가울까? 의사들도 고통과 죽음이 두렵기는 마찬가지다. 하지만 본능과 감정을 억누를 따름이다. 삶과 죽음이 악다구니처럼 싸우는 곳에서 의사가 환자의 고통을 공유하고 같이 아파하고 슬퍼하며 망연자실한다면 환자를 제대로 구할 수 없다. 그래서 의대생들은 감정의 장벽을 치라고 귀에 못이 박히도록 교육받는다.

감정분리로 시작하는 의학 교육

오늘날 본격적인 의대 교육은 감정 분리로부터 시작한다. 의학 교육이 상징인 '인체 해부학' 수업이 특히 그렇다. 인체 해부학과 실습은 사실 인간으로서는 차마 못할 일이다. 비록 시신이라 해도 사람의 몸을 칼로 가르고 토막을 내고 뼈를 추리는 불경스러운 일이 아닌가. 하지만 의사가 되기 위해서는 반드시 통과해야 하는 관문이다.

첫 수업이 있던 날 겁에 질려 있던 학생들은 시간이 가면서 어느새 능수능란한 칼잡이가 된다. 죽음의 현현을 마주하고 접촉하며 서서히 인간적인 공포와 두려움을 이겨낸다. 죽음에 익숙해지고, 공포로부터 자신의 감정을 분리하고, 타인의 죽음과 나의 삶을 분리하고, 더 나아가서는 타인의 고통과 자신을 분리한다. 이렇게 '대상과의 분리'를 통해 죽음 앞에 놓인 환자도, 고통으로 울부짖는 환자도 냉정하게 바라볼 수 있게 된다.

하지만 부작용이 만만치 않다. 죽음과 고통에 대한 인간적인 반응을 억누르다 보니 의사들은 사회의 보편적 감정선에서 한참 동떨어진다. 직업인으로서 바람직한 태도와 행동을 처음 배운 대상은 차가운 시신이었다. 의료 현장에서 대하는 상대는 따뜻하고 심장이 뛰는 산 사람으로 바뀌었지만 의사들은 차가운 태도를 버리지 못한다.

죽은 사람들은 '냉장고 의사들'의 냉랭한 태도가 싫어도 불평이 없겠지만 산 사람들은 다르다. 그런 의사들의 태도가 불편하고 싫다. 환자가 되어 병원에 간 이상 의사들에게 고분고분할 수밖에 없겠지만 병원을 나서면 불편함 감정을 숨기지 않는다. 하지만 의사들은 그 사실을 모른다.

그런 관점에서 의사도 환자가 되어 보는 것이 좋다. 레이첼도 환자가 되어 의사의 진료를 받은 적이 있다. 의사는 자상한 미소로 환자의 방어적인 태도를 순식간에 무너뜨렸다. 그리고 "같은 의사지만 환자로 대한다"고 알렸고 "당신이 이 병에 대해 알고 있는 것은 중요하지 않아요. 이론과 실제는 많이 다르거든요"라고 말하며 레이첼의 불안을 잠재워준다.

이 경험을 통해 레이첼은 환자와 더 깊은 공감을 나누기 시작했다. 나 역시 환자가 된 경험이 있는데 그때 참 많이 배웠다. 그러니 의사여, 불치병이 아니라면 환자가 되어 보는 것도 좋은 일이다.

진정한 의사의 길, 완화 의학

레이첼은 응급실을 그만두고 완화 의학으로 길을 바꾼다. 응급 의학도 충분히 매력적이지만 생명의 마지막 순간에 다다른 환자들에게 더 마음이 쓰였다. 사실 '호스피스'라고 불리는 완화 의학은 의사들이 기피하는 영역이다. 의사들은 죽음을 수없이 보는데, 추하고, 잔혹하고, 끔찍한 죽음들이 많다.

내 환자가 죽는 것도 끔찍이 싫은데 죽어가는 환자들만 모아서 돌보는 일을 한다고? 하지만 그 일이 레이첼에게는 진정한 의사의 길로 보였다.

의사들도 환자들도 완화 의학은 낯설다. 호스피스 병동에 들어오는 환자들은 사실상 치료를 포기한 상태다. 그러니 이제 죽을 일만 남았다. 병동은 언제나 슬픔과 죽음의 공포가 드리우고 의료진도 우울증에 걸리기 십상일 것 같다. 적어도 내 생각에는 그랬다. 하지만 레이첼은 아니라고 한다!

밖에서 보기에는, 두려움과 금기가 많은 곳처럼 보이지만 의외로 기쁨과 소망이 넘치는 곳이라는 거다. 죽음을 앞둔 암담한 상황에 있는 환자들이지만 하루하루를 기쁘고 충만하게 보낸다. 아니, 어떻게 가능할까?

두려움은 무지에서 온다. 아직 오지 않은 죽음에 대한 실체 없는 두려움은 내려놓고 이 순간을 확실한 행복으로 가득 채워 사는 것이다. '말기'라는 진단은 사형선고가 아니다. 오히려 유한한 삶의 속성을 뚜렷하게 자각하게 만드는 계기다. 인간은 누구나 죽을 수밖에 없는데, 이제 확실히 죽을 것을 알게 되면 남은 시간을 어떻게 보내고 싶겠는가? 상실감, 슬픔의 늪에 빠져 지낼 수도 있지만 사랑과 희망, 나눔과 친절로 채울 수도 있다. 곧 죽을 사람은 정말 자신이 원하는 일을 한다. 더 이상 미루지 않는다. 확실해진 죽음 때문에 매 순간을 더 행복하게 살기 위해 노력한다. 모순적이긴 하지만 이보다 확실한 진리도 없다.

현재에 집중하면 불확실한 미래도 견딜 만한 것이 된다. 그렇게 내일 없는 오늘을 살아가다 마지막 순간이 오면 의료진은 환자가 편하고 품위 있게 눈을 감도록 도와준다. 하지만 일부 국가에서 승인해 주는 안락사나 의사 조력 자살 같은 방법은 아니다.

아버지의 유산

레이첼의 아버지는 대장암을 진단받았지만 이겨내겠다는 강한 의지를 가지고 6개월 동안 힘든 항암치료를 견뎠다. 아버지로부터 당장 '조약' 준수를 요구받는 건 아닌지 마음이 편치 않았던 레이첼은 이제 약속을 지킬 필요가 없어졌다. 천만다행이다.

불치의 상태가 되자 아버지는 죽음을 받아들이고 남은 순간순간에 집중하고 음미하며 여생을 보냈다. 죽음이 가로막아 올 수 없는 미래보다 지금 살아 있어 누릴 수 있는 현재에

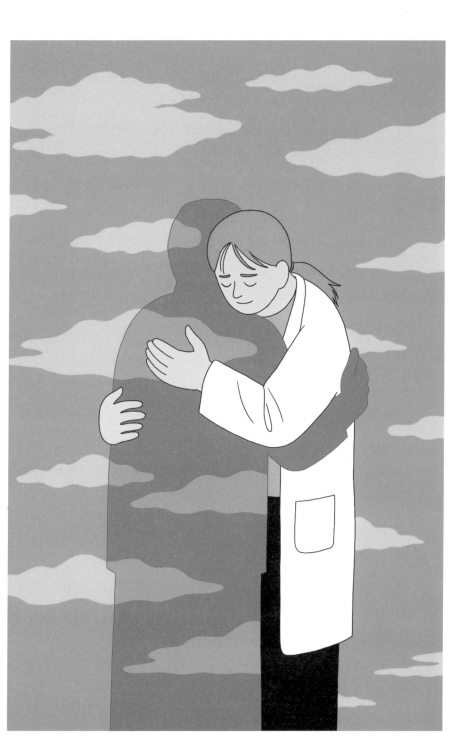

집중하며 하루하루를 살았다. 그렇게 15개월을 보내고 세상과 서서히 분리되었다. 마지막 순간이 왔을 때 아버지는 자신이 불멸할 방법을 가족에게 알려준다. 사랑하는 사람들이 자신을 이따금 '생각해 주면' 자신은 죽지 않은 것이나 다름없다고.

아버지의 죽음 앞에서 레이첼이 배운 것은 무엇일까? 죽음이 우리에게 삶의 지혜를 준다는 것. 삶이 유한하고 그 끝은 어쩔 수 없이 죽음이라는 것을 받아들이는 것. 그래서 오늘 하루하루를 열심히 사는 것이 중요하다는 것. 손댈 수 없는 과거와 미래에 억눌리지 않고 지금 내가 움직이고 생각할 수 있는 현재에 집중해 사는 것. 그것이 후회 없는 삶이라는 게 아닐까? 아, 이것이 바로 오래된 서양의 격언 memento mori의 의미다. 언젠가는 죽을 수밖에 없다는 사실을 기억하면 지금의 삶을 허투루 낭비하지 못할 것이라는 만고불변의 진리.

응급실과 호스피스 병동이라는 양극단의 현장에서 의사로 살아가는 레이첼의 이야기에서 우리는 무엇을 배울 수 있을까? 사람의 목숨과 고통을 다루는 의사라면 환자와 충분한 거리를 두면서도 참된 인간성을 유지할 수 있어야 한다는 것이다. 하지만 그것이 말처럼 쉬운 일인가? 검은색이면서도 흰색이어야 한다는 것과 다름없다. 하지만 그래도 의사라면 냉정함, 다정함, 인간미의 '최소공배수' 정도는 찾으려고 부단히 노력해야 한다. 그리고 그 경지에 도달하면 비로소 '좋은 의사'가 될 것이다. 나도 거기에 도달하고 싶다.

참고영화

영화 〈위트(Wit)〉, 2001년

13

의학사를
바꾼 약들

텐 드럭스

Ten Drugs: How Plants, Powders,
and Pills Have Shaped the History of Medicine

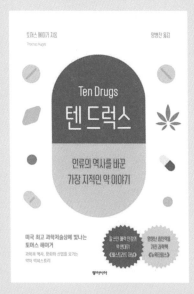

토머스 헤이거 지음 | 양병찬 옮김 | 동아시아 | 2020

독성이 없는 약물은 존재하지 않는다. 모든 약은 곧 독이다.

_파라켈수스(Paracelsus, 스위스의 의사, 연금술사, 화학자)

인간의 병은 모두 26,000개가 있고 약은 수십만 종이 있다고 한다. 질병 하나당 치료제가 수십 개가 있는 셈이다. 하나의 약이 여러 가지 병을 치료할 수도 있고 하나의 병에 여러 가지 치료제가 필요할 수도 있겠지만 전체적으로 약이 너무 많아 보인다. 이중 꼭 필요한 약은 얼마나 될까? WHO는 만일의 사태에 대비해 반드시 확보해 두어야 할 약을 대략 700개 정도로 정해두었다(2023년 기준).

꼭 봐야 할 영화 700편, 들어봐야 할 노래 700곡, 가봐야 할 700곳의 리스트가 있는지는 모르겠지만 하여간 700개의 약을 다 알아보기는 힘들 것 같다. 100개도 많고 50개도 부담스럽고, 딱 10개를 골라 재미난 이야기를 들려주면 좋지 않을까? 이 책이 바로 그런 책이다. 고민 않고 믿고 읽는 과학 저

술가 토머스 헤이거가 쓴 책인데 무엇을 망설이겠는가.

인간은 언제부터 약을 먹었을까?

인류 최초의 약은 동물의 행동을 관찰하거나 음식을 통해 알게 되었다. 약효 경험이 하나 둘 쌓이면서 약에 대한 지식이 늘어났다. 약에 대한 가장 오래된 기록은 기원전 1600년에 만들어진 이집트 파피루스에 있는데 동물, 식물, 광물에서 얻은 약이 이미 수백 가지나 되었다.

1세기가 되자 그리스 의사 디오스코리데스가 약에 관한 책을 남겼다. 이 책은 이후로 1천 년 동안 약리학 교과서가 되었고 그는 '약리학의 아버지'로 불린다. 16세기의 스위스 의사 겸 연금술사인 파라켈수스는 동물성, 식물성 약재 외에 금, 은, 수은, 철, 동, 납 등 무기물도 많이 사용했다. 특히 수은을 피부병에 썼는데 이것이 20세기 초까지 매독의 표준 치료법이 되었다.

자연에서 얻은 것을 그대로 써온 약들은 19세기가 되면서 약효 성분을 분리하기 시작했다. 아편에서 모르핀을 분리했고 말라리아 치료제인 키니네도 키나나무에서 분리되었다.

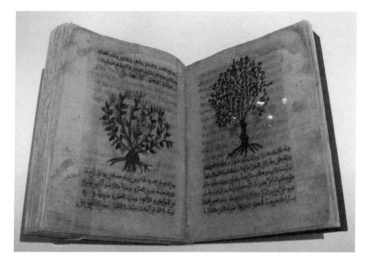

디오스코리데스의 《약물학》

더 나아가 약효 성분을 합성하기 시작했다. 이렇게 천연물→
추출물→유효성분 분리→유효성분 합성으로 나아가며 현
대 약학이 태어났고, 현대 의학이 다른 의학과 구별되기 시작
했다.

수십만 가지나 되는 약 중 지은이가 선정한 10가지 약은 의
학사를 바꾼 약들이다. 그 약들이 아이디어를 얻고, 태어나고,
쓰이고, 소멸된 이야기를 다루고 있으니 일종의 의약사(醫藥
史)라 할 수 있다. 너무 유명해서 식상한 느낌이 드는 아스피
린과 페니실린은 제외했다.

탑 10에 선정된 약은 무엇일까? 마약, 두창 백신, 안정-진정제, 아편제 약물, 합성 항암제와 항생제, 정신질환 치료제, 피임약과 비아그라, 마약성 진통제, 고지혈증 치료제, 단일클론항체(monoclonal antibody)이다. 다들 각별한 사연이 차고 넘치지만 나는 정신병 치료제에 대한 이야기를 해보고 싶다.

덩케르크 앞바다에 빠진 해군 군의관

1940년 5월 30일 밤, 프랑스 해군 전함 시르코호가 덩케르크 앞바다에서 독일군의 공격을 받아 침몰되었다. 배에 탄 장병들 모두가 바다에 빠졌고, 그중에는 26세의 새내기 군의관 앙리 라보리도 있었다.

여름을 앞둔 바다였지만 수온은 낮았다. 간신히 부유물을 잡고 버티긴 했지만 구조선이 나타나지 않자 군인들은 저체온증에 빠지기 시작했다. 물속으로 머리가 하나둘 사라졌고 그것을 지켜보던 라보리는 추위에 멍해지는 정신줄을 잡고 몸을 부지런히 움직여 체온을 유지했다.

새벽이 되자 영국 해군 구조선이 나타났다. 살아남은, 하지만 탈진한 군인들이 서로 먼저 배에 오르겠다고 아귀다툼을 벌였다. 그러면서 상당수가 어처구니없게 구조 직전에 목숨을 잃었다. 라보리는 그 장면을 약간 떨어진 곳에서 지켜보았고 상황이 진정된 뒤 구조선에 다가갔다. 기력이 없었지만 간신히 밧줄을 잡고 올라가 정신을 잃었다. 간신히 목숨을 구한 라보리는 자신이 저체온증으로 배에 먼저 오르려고 애쓰지 않았고 오히려 그 때문에 목숨을 구한 것으로 생각했다.

회복 후 군으로 돌아온 라보리는 아프리카의 세네갈로 보내졌다. 여기서 라보리는 수술을 배워 외과 의사로 일했다. 그런데 수술 중에 종종 환자들의 혈압이 갑자기 떨어지고 심장이 마구 뛰면서 죽는 경우가 생겼다. 수술로 인한 '쇼크' 상태였는데 당시에는 원인을 몰랐다. 라보리는 이 문제를 해결하기 위해 노력했다. 그가 내린 결론은 환자들이 수술 전부터 지나친 공포감이나 긴장을 느끼는 것이 원인이라 생각했다.

라보리는 수술을 앞둔 환자들의 두려움과 긴장감을 없앨 방법을 찾다가 덩케르크 앞바다에 빠졌던 밤의 기억을 떠올렸다. 차가운 바닷물 속에 빠져 저체온증 상태였기에 침착할 수 있었다. 라보리는 수술을 앞둔 환자들에게 얼음과 안정제를 썼다. 잠에 곯아떨어지지는 않지만 에너지 사용을 줄이고 긴장감 없이 평온한 상태를 만들어주었다.

성공적인 연구결과 덕분에 식민지 주둔군의 군의관에 불과

하던 라보리는 프랑스 군 최고의 병원인 파리의 '발 드 그라스'로 발령을 받았다. 여기서 약리학자의 도움을 받으며 다양한 약을 이용해 수술 쇼크를 막아줄 '약물 칵테일'을 만들었다. 그런데 여기에는 항히스타민제도 들어갔다. 항히스타민, 이름 그대로 히스타민의 기능을 억제하는 약이다.

항히스타민제로부터 나온 정신병 치료제

히스타민은 우리 몸에 있는 물질로, 말초에서는 면역 반응을 일으키는 물질로 작용하지만(알레르기, 천식 등) 뇌에서는 흥분성 신경전달물질로 쓰인다. 항히스타민제는 멀미약, 알레르기약, 파킨슨병 치료제 등으로 쓰였는데 약이 너무 졸음을 쏟아지게 만들어 환자들을 힘들게 했다. 라보리는 오히려 환자를 약간 '가라앉힐' 목적으로 항히스타민제를 수술 전에 쓰는 약물 칵테일에 넣었다. 약을 먹은 환자들은 수술에 대한 걱정과 근심을 잊은 듯 편해 보였다. 모르핀은 점점 줄이고 항히스타민제의 함량을 높여 나갔더니 효과가 좋았다.

라보리는 여기에서 멈추지 않고 제약회사에 더 나은 항히스타민제를 개발해달라고 요청했다. 1951년에 제약사는 실험약 RP-4560(쓸모없어 내버려둔 항히스타민제)을 라보리에게 보냈다. 라보리는 이것을 수술 전 환자에게 사용해 보았다. 환자들은 별로 졸려 하지 않으면서도 불안해하지 않고, 기분도 좋으며, 통증도 잘 참았다. 다시 말하면 큰 수술을 앞두고도 '무심한' 상태가 되어 스트레스를 받지 않았다.

어느 날, 라보리는 정신과 동료 의사에게도 이 약을 권했다. 광폭한 행동 때문에 의료진을 괴롭혔던 청년은 주사 한 방으로 잠잠해졌고 치료 3주 만에 극적으로 회복되었다. 당시에 해볼 수 있는 그 어떤 치료도 소용없었던 정신병 환자에게 이렇게 효과가 좋다니! 이후로 여러 명에게 같은 효과가 있었고 정신병 치료제로 써도 될 것 같았다.

라보리가 원한 것은 아니지만 수술 쇼크 예방약이 최초의 정신병 치료제로 변신한 것이다. 이 약의 성공으로 정신병 환자들은 더 이상 쇼크 치료도, 뇌수술도 받을 필요가 없었다. 간편하게 약만 먹으면 되었다. 정신병원에 갇혀 꽁꽁 묶여 있던 환자들이 병원에서 퇴원하고 집과 사회로 되돌아가는 기적 같은 일이 벌어졌다. 말라리아에는 키니네, 감염병은 항생제, 알레르기에는 항히스타민을 쓰는 것처럼 정신병에는 이제 클로르프로마진(CPZ)이라는 이름의 약을 쓰면 되었다. 이 역사적 사건을 '1952년 프랑스 (정신의학) 혁명'으로 부른다.

해피 드럭

헤이거의 정신병 치료제 이야기는 여기서 끝나지만 나는 우울증 치료제의 이야기를 덧붙이고 싶다. 정신병 치료제 CPZ를 내놓은 프랑스 제약사가 대성공을 거두자 스위스 제약회사는 CPZ와 구조가 비슷한 '이미프라민'을 만들어 경쟁에 뛰어들었다. 그런데 실망스럽게도 정신병의 대표격인 조현병에는 효과가 없었다. 하지만 우울증에 효과가 있었다. 그래서 우울증 치료제가 되었다.

이미프라민이 우울증 치료제로 성공을 거두자 화학 구조가 비슷한 약들이 쏟아져 나왔는데 '삼환계 항우울제(TCA; tricyclic antidepressant)'로 불렸다. 한동안 TCA는 우울증 치료제의 주류가 되었다. 1960년대에 과학자들은 우울증 치료 효과가 뇌의 신경전달물질인 '세로토닌'과 관련된 것임을 밝혀냈다. 이후로 우울증 치료제의 부작용을 줄이고 약효를 더 높이기 위해 세로토닌 농도만 선택적으로 올리는 약이 개발되었다. 바로 '푸로작'이다. 푸로작은 SSRI계 항우울제로 불리는데 세로토닌 재흡수만 선택적으로 억제하는 약(SSRI; selective serotonin reuptake inhibitor)이란 뜻이다.

프로작은 우울증 치료제였지만 우울증이 없는 사람도 이

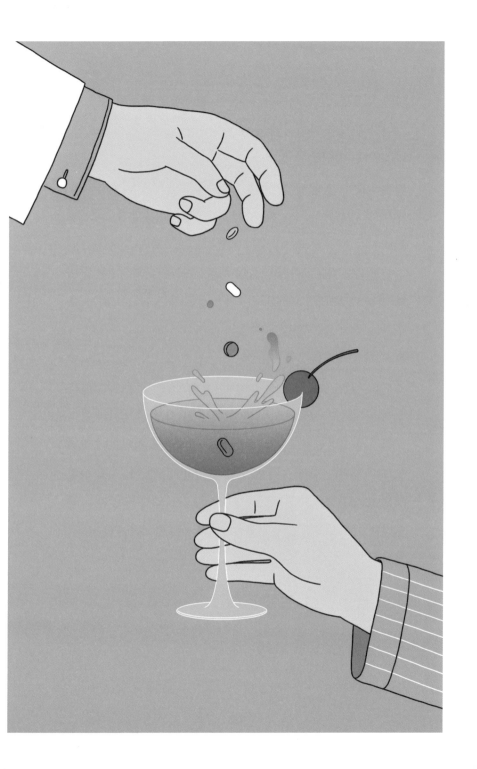

약을 먹으면 살이 빠지고, 기분이 좋아지고 활력이 넘쳤다. 그러자 환자가 아니지만 활력 넘치는 사회생활을 하려고 이 약을 먹는 사람들이 점점 늘어났다. 덕분에 1994년 전 세계 베스트셀러 약 순위에서 2위를 차지했다(1등은 위궤양 치료제였다. 위장병이 그렇게 많다는 것은 이해되지만 우울증이 그 정도로 많다는 것은 아닐 텐데).

푸로작은 비아그라와 더불어 행복을 가져오는 약이란 뜻으로 '해피 드럭'으로 불렸다. 어쩌면 푸로작은 미국 사회가 요구하는 식지 않는 열정과 불굴의 투지를 위해 맞춤형으로 나온 약처럼 보인다. 과거 같으면 정신과 약을 먹는다고 고백하기 어려웠지만 사람들은 푸로작 '정도' 먹는 것은 부끄러운 일이 아니라고 생각했다. 그래서 너나 할 것 없이 먹었다.

심지에 반려견들도 분리 불안증을 없애려고 먹였으니 소변으로 배출되는 대사 물질 농도가 문제될 정도였다. 강물 속에서 SSRI대사물을 맛본 물고기의 뇌 활동도 영향을 받기 시작했다는 보고가 미국에서 나왔다. 이제 우울한 물고기는 없는 세상이 올지도 모른다.

우리는 얼마나 많은 약을 가지고 있을까?

1800년대 의사는 '약간 효능 있는 약' 20개 남짓과 '쓸모없는 약' 수백 가지로 환자를 치료했다. 100여 년 전인 1930년대 서구의 개원의사들은 효능이 확실한 약 10가지를 가지고 수많은 질병을 상대했다. 하지만 30년이 지난 1960년대에는 치료제만 2,000가지가 넘었다. 다시 60년이 지난 지금은 의사들이 쓸 수 있는 약이 수십만 가지나 된다.

특히 1930년대 중반부터 30년 동안은 약학 발전의 황금기였다. 자고 일어나면 새로운 항생제, 항암제, 치료제가 쏟아져 나왔다. 현재 우리가 쓰는 약들 대부분이 그 시절에 태어나 조금씩 변형되거나 개선된 후손들이다. 하지만 20세기 말부터는 신약 가뭄이 시작되었다. 신약에 대한 감시 감독 체계가 엄격해진 탓이다. 신약 개발은 8~15년의 시간과 평균 17억 달러의 비용이 든다. 유망한 신물질을 만들었다고 해도 약으로 성공할 확률은 0.02% 이하이다. 1만 번 시도하면 2개가 성공하는, 성공 확률 거의 0에 가까운 일이 바로 신약 개발이다. 업계에서는 '아주 위험한 도박'이라 부른다.

이런 관점에서 보면 코로나19 팬데믹 동안 미국 FDA가 단시간에 코로나 백신을 승인해 준 것은 매우 이례적인 사건이다. 정상적인 상황이었다면 아무리 빨라도 몇 년이 걸릴 일이었다.

약물 풍요 속 빈곤

의사의 입장에서 보면 제약회사에서 신약이라고 소개하는 약들 대부분은 '헌약'이다. 새로운 제형으로(알약이 녹는 약이나 붙이는 약으로 나온 경우), 복용법 간소화(3회 복용을 1회 복용으로), 기존 약들의 조합(복합제), 화학 구조를 살짝 바꾼 것 등이 많다. 솔직히 진정한 신약은 별로 못 보았다.

하지만 최근에 정말 새로운 약이 나오는 분야가 있다. 단일항체(monoclonal antibody)약물이다. 이 약들은 면역학과 유전공학의 결합으로 태어났는데 약 이름이 '~맙(mab)'인 경우가 많다. 자가면역질환 치료제로 선보이기 시작하더니 편두통 치료제를 거쳐 최근에는 치매치료제까지 등장했다. 여기서도 ~맙, 저기서도 ~맙이다. 수리수리 ~맙! 제약업계의 히트 상품으로 등극할 분위기다.

~맙은 아주 정밀하게 작용하고 효과도 좋고 부작용도 적지만 문제는 너무 비싸다(맙소사!). 효과를 보기 위해서는 계속 주

사를 맞아야 하는데 1년 치료비가 수백~수천만 원에 이른다. 어떤 약이든 처음 나오면 아주 비싸다(투자비는 높고 성공률이 매우 낮아서). 하지만 몇 년 후 특허가 풀리면 약값이 많이 내려가니 비싼 약값은 저절로 해결될 것이다. 그래도 모처럼 보는 신약들이 아닌가. 앞으로도 많이 나와서 부디 신약 가뭄을 시원하게 해갈해 주길 바란다.

참고문헌 및 영화

의학 놀라운 치유의 역사, 로이 포터 지음, 여인석 옮김, 네모북스, 2010
새로운 약은 어떻게 창조되나, 교토대학대학원약학연구과 편, 심창구 옮김, 서울대학교출판문화원, 2012
브레인 케미스트리, 지니 스미스 지음, 양병찬 옮김, 위즈덤하우스, 2023
이야기 현대약 발견사, 강건일 지음, 까치, 1997
정신의학의 역사, 에드워드 쇼터 지음, 최보문 옮김, 바다출판사, 2009
인류에게 필요한 11가지 약 이야기, 정승규 지음, 반니, 2020
영화 〈**덩케르크**〉, 2017년

14

세균과의 전쟁

세상을 바꾼 항생제를 만든 사람들

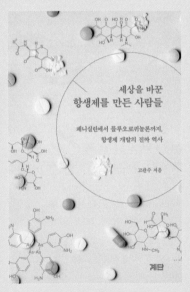

고관수 지음 | 계단 | 2023

의술은 자연이 병을 치유하는 동안 환자를 달래는 일이다.

_볼테르(Voltaire, 프랑스의 작가)

항생제는 무엇일까?

2023년 봄, 독일 과학자들이 새로 발견한 항생물질을 '키아누마이신'으로 명명했다는 보도가 나왔다. 약 이름 끝이 '~마이신'이면 항생제를 뜻하는데 '키아누'는 무엇일까? 놀랍게도 할리우드 배우 키아누 리브스의 이름이다. 개발자들이 그해 개봉한 영화 〈존 윅〉에서 주인공으로 활약한 키아누를 기리기 위해 키아누마이신으로 이름을 정했단다. 농담이 아니다.

우리가 쓰고 있는 항생제의 이름은 페니실린, 세팔로스포린, 스트렙토마이신처럼 원료가 되는 미생물 이름에서 온 경우, '설파'나 '퀴놀론'처럼 화학 성분이나 구조에서 온 경우, 아드리아마이신(아드리아해), 라파마이신(라파 누이), 나이스타틴

(뉴욕)처럼 원료의 발견지 이름에서 온 경우가 많다. 과학자도 아니고 관련 연구자도 아닌 영화배우의 이름이 들어간 항생물질은 항생제 역사상 처음이다. 약으로 실용화될 수 있을지는 모르지만 하여간 이 항생제는 태어나자마자 이름 때문에 단숨에 유명해졌다.

항생제는 무엇일까? 좁은 의미로는 다른 종의 세균을 죽이기 위해 미생물이 만들어 분비하는 물질이다. 하지만 지금은 인간이 만든 것도 포함한다. 또 사용 목적이 세균은 물론이고, 바이러스, 곰팡이, 기생충을 죽이는 약까지 넓은 의미의 항생제에 포함한다.

곰팡이가 세균 성장을 억제한다는 사실은 아주 오래전부터 알려져 있었다. 알렉산더 플레밍이 그 사실을 최초로 발견한 것은 아니다. 다만 플레밍은 '푸른곰팡이'가 '황색포도상구균'을 죽이는 사실을 알고 푸른곰팡이를 배양해 활성 물질인 페니실린을 추출하려고 노력했다. 하지만 실패를 거듭했고, 때마침 독일에서 프론토실(설파제의 일종)이라는 항생제를 만들어 선풍적인 인기를 끌자 연구를 포기하고 말았다.

잠깐! 페니실린이 최초의 항생제가 아니란 말인가? 넓은 의미로 보면 실험실에서 합성한 프론토실도 항생제에 포함할 수 있고, 약으로도 먼저 쓰였다. 1930년대에 나온 프론토실은

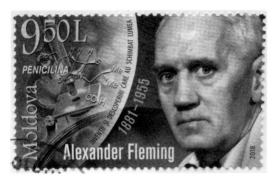
플레밍을 기념하는 몰도바공화국의 우표

선풍적인 인기를 끌었고 효과도 좋았다. 플레밍이 보기에는
굳이 힘들게 새로운 항생제를 개발할 필요가 없어 보였다.

플레밍이 포기한 페니실린은 1940년대에 옥스퍼드의 하워
드 플로리, 언스트 체인, 노먼 히틀리가 공동 연구해 당장 쓸
수 있는 치료제로 만들었다. 전쟁 중이던 영국은 항생제를 생
산할 여력이 없었고 미국 정부가 제약사의 도움을 받아 대량
생산했다. 페니실린은 이처럼 발견(1928년), 연구, 개발, 생산
(1942년)에 오랜 시간, 많은 연구자, 여러 나라(영국과 미국)가 필
요했다.

항생제의 대성공으로 1939년에는 프론토실을 만든 게르
하르트 도마크가, 1945년에는 페니실린을 만든 플레밍, 플로
리, 체인이 1945년 노벨 생리의학상을 받았다. 현대의학의 출

발점을 언제로 잡을지는 학자마다 생각이 다를 수 있지만 항생제가 현대의학의 위대한 승리를 기념하는 트로피라는 것은 이론의 여지가 없다.

결핵 치료제 스트렙토마이신

페니실린이 실용화될 무렵 또 하나의 항생제가 개발되었다. 1943년 발견된 스트렙토마이신이다. 새로운 항생제는 페니실린에는 끄떡없는 결핵에 효과가 아주 좋았다. 토양 미생물에서 스트렙토마이신을 발견해 약으로 만들었고 1952년 노벨 생리의학상을 받은 셀먼 왁스먼은 '항생'현상을 처음으로 명확히 규정하기도 했다.

자연계에는 헤아릴 수 없이 많은 생명체들이 자신을 둘러싼 환경과 다양한 관계를 맺으며 살아간다. 그 관계를 나누어 보면 공생(共生; 도움살이), 기생(寄生; 더부살이), 항생(抗生; 못살게 굴기)로 볼 수 있다. 뿌리혹박테리아와 콩은 단백질과 질소를 주고받아 서로 도움이 된다(도움살이). 동물 몸속의 기생충들은 숙주의 양분을 가로채 피해를 준다(더부살이). 일부 토양세균이나 곰팡이는 주변에 있는 다른 미생물을 못살게 군다(못살이!).

그런데 팔다리도 없는 하찮은 곰팡이나 세균이 어떻게 다른 미생물을 못살게 군다는 말일까? 바로 화학물질을 만들어 주변에 살포하는 것이다. 일종의 '화학무기'인 셈인데 이것을 인간이 '발견'해 감염 치료에 쓴 것이 항생제(antibiotic; 抗生물질)이다. 이렇게 좁은 의미로 보면 페니실린이 최초의 (자연산) 항생제가 맞다.

하지만 20세기에 들어 화학이 눈부시게 발전하자 인간도 화학물질을 만들어 미생물을 못살게 할 수 있었다. 인간이 그러한 목적으로 처음 발명해서 처음 쓴 것이 도마크의 '설폰아마이드(프론토실)'이다. 프론토실은 합성하기가 쉬웠고 특허가 없었기 때문에 전 세계 제약회사들이 합성해 팔았다. 수천 종의 상품이 쏟아져 나와 전 세계에서 널리 쓰였다. 이들을 통칭 '설파제'라 부른다.

설파제, 페니실린, 스트렙토마이신으로 끝이 아니었다. 연구자들은 주변에 지천으로 널린 세균이나 곰팡이에 관심을 쏟기 시작했다. 흙 속에 있는 토양 미생물에서 테트라사이클린, 에리스로마이신, 반코마이신, 리팜피신 같은 항생제를 얻었다.

오늘날 의사들이 가장 많이 쓰는 항생제인 세파계열 항생제의 역사는 1945년에는 이탈리아의 어느 하수구에 사는 미

생물로부터 추출한 '세팔로스포린'에서 시작한다. 세팔로스
포린은 페니실린이 치료하지 못하는 장티푸스, 콜레라, 페스
트에 효과가 좋았다. 1964년부터 약으로 쓰였고 1, 2, 3, 4세
대(혹은 5세대)까지 개발되었다. 우리나라 의사들이 처방하는
항생제의 3분의 1을 차지한다. 오늘날 의사들이 가장 많이 쓰
는 항생제는 페니실린도, 설파제도 아닌 세파제다.

미생물과의 전쟁

1676년에 네덜란드의 아마추어 과학자 안토니 판 레이우엔
훅은 확대경 수준의 현미경으로 '미생물의 왕국'을 처음 발견
했다. 우리와 동떨어져 사는 것처럼 보이는 이 작은 생명체(미
생물)가 알고 보면 많은 질병을 일으킨다고 생각한 사람은 200
년 후의 루이 파스퇴르였고, 가설 수준에 머무른 파스퇴르의
세균이론(germ theory)을 연구와 증명을 통해 '미생물에 관한
과학'으로 확립시킨 사람은 로베르트 코흐다. 코흐는 A병의
원인은 B균이라는 식으로 구체적으로 밝혀냈다. 이렇게 미생
물-세균-병균-감염의 개념이 자리 잡았다(물론 모든 미생물이 병
원체인 것은 아니다. 자연에는 병과 무관하고 오히려 우리에게 유익한 미생물이

더 많다. 그리고 우리는 아직도 미생물을 발견하는 중이다).

각각 파리와 베를린에 터를 잡은 파스퇴르 학파와 코흐 학파는 감염병-병원균의 관계를 정리하는 수준에 머무르지 않고 예방용 백신과 치료용 혈청을 꾸준히 만들어냈다. 애국심과 열정으로 무장한 두 라이벌의 치열한 경쟁 덕분에 19세기 말부터 20세기 초까지 세균학은 황금기를 누렸다. 인류는 세균학의 성과에 열렬히 환호하고 지지를 보냈다.

한편으로 영국의 외과 의사 조지프 리스터는 수술 기구와 수술 부위를 소독하는 무균 수술의 개념을 세웠다. 덕분에 수술 자체로 생기는 감염으로 목숨을 잃는 사람은 많이 줄었다. 하지만 안타깝게도 외과에서 리스터가 거둔 성공은 아직 내과에서는 무용지물이었다. 상처에 뿌리는 소독약이 있었지만 몸속으로 들어온 병균을 죽이기 위해 주사할 수 있는 소독약은 없었다. 병균을 죽이는 소독약은 인체가 감당하기에는 너무 독했다.

그런데 그때는 잘 몰랐지만 우리 몸속에는 '자연산' 소독제가 있다. 병원체가 침입하면 몸속 세포들이 출동해서 소독하는 체계, 바로 '면역 현상'이다. 프론토실을 발명한 도마크는 처음부터 면역 현상에 집중했다. 만약 인체에 해롭지 않은 소독약을 만들어 병균을 약하게 할 수 있다면 면역계가 깔끔하게 뒷마무리를 할 수 있지 않을까? 도마크는 몸 안에 주사할 수 있는 순한 소독제, 다시 말해 인체에는 무해하면서 균만 죽이는 살균제를 만들고 싶었다. 그 결과 나온 것이 설파제다.

최초의 설파제는 1933년에 처음으로 쓰였다. 페니실린의 성공이 '천연'합성제에 대한 관심을 불러왔다면, 설파제의 성공은 '합성'항생제에 대한 관심을 불러일으켰다. 과학자들은 자연과 실험실이라는 두 파이프라인을 통해 새로운 항생제를 연구 개발했다. 천연 항생제가 '발견'되면 그 화학구조를 연구해 약을 '합성'했고(많은 천연물이 이러한 과정을 통해 반합성 혹은 합성 약으로 개발된다) 더 나아가 효능을 높이고 부작용을 줄이기 위해 구조를 바꾸기도 했다.

웃픈 사실 하나는, 설파제와 페니실린이 주도권을 두고 경쟁하던 1940년대 중반, 의사들은 곰팡내 나는 페니실린을 꺼리고 실험실에서 깔끔하게 합성된 설파제를 더 선호했다. 하지만 설파제로 치료할 수 없는 많은 감염병을 페니실린이 치료하자 의사들은 미련 없이 곰팡이에서 얻은 천연물로 갈아탔다. 지금은 항생제를 두고 자연산인지 합성제인지 굳이 구분하지는 않는다.

예정된 몰락

최초의 항생제인 설파제와 페니실린은 1930년대와 1940년대에 나왔다. 1960년대까지 20종 이상의 항생제가 발견되고 발명되었다. 효과도 좋아 웬만한 감염병은 다 치료되었다. '세균학의 황금기' 반세기 만에 '항생제의 황금기'를 누렸고, 인류는 감염병을 다 정복한 것처럼 생각했다. 하지만 섣부른 예단이었다.

1980년대에 감염과 맞서 싸우는 인간의 면역계를 초토화시키는 에이즈가 등장했기 때문이다. 사소한 감염에도 목숨을 잃는 환자들이 속출했다. 한편으로는 종간(種間) 장벽을 넘어온 인수공통병(zoonosis)이 인류를 팬데믹의 공포로 몰아넣었다. 에이즈와 인수공통병은 인간 생명의 기본값인 '면역'과 '환경'의 중요성을 새삼 깨닫게 했다.

에이즈나 코로나19처럼 대중의 관심을 많이 받지는 않았지만 꾸준하게 골칫거리가 된 '병원 감염(HAIs)'도 있다. 치료를 위해 병원에 입원했다가 덜컥 옮아버리는 심각한 세균 감염병이다. 전 세계적인 문제이고 우리나라도 입원 환자의 5~10%가 걸린다.

병원 감염의 원인균들은 MRSA, VRSA, VRE…… 같은 암

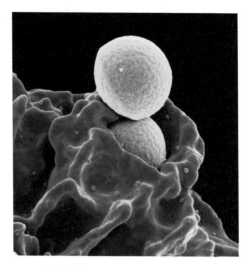

MRSA 박테리아(노란색)

호명 비슷한 이름으로 불린다. 강력한 항생제인 메티실린, 반
코마이신에 듣지 않는 균이란 뜻이다. 강력한 항생제도 무력
화시킨 세균을 '슈퍼버그(super bugs)'라고 한다. 1960년대에
처음 등장했고 1990년대까지도 큰 문제는 아니었지만 지금
은 심각한 골칫거리다.

　애초에는 순진했던 세균을 슈퍼버그로 만든 것은 우리 인
간이다. 의사들은 항생제를 마구잡이로 사용했다. 공장식 축
산업계는 항생제를 쏟아부으며 생산성을 높였다. 인간의 과
욕과 나태함이 슈퍼버그를 세상에 풀어놓았다. 그렇다면 슈

퍼버그는 어떻게 나왔을까?

  항생제와 세균이 처음 만나면 세균은 거의 몰살된다. 좀 더 정확히 말하면 99.9999% 정도는 죽고 0.0001% 정도는 살아남는다. 이 극소수가 아주 우수하고 특별한 세균이라 그런 것은 아니고 워낙 다양한 변종 중 항생제가 안 듣는 변종만 살아남는다. 99.9999%의 이웃들이 죽으니 이제 그 동네는 살아남은 변종들이 차지하고 곧 번성하게 된다. 이들이 이 동네의 주류가 되면 그 항생제는 무용지물이다. 이것이 바로 슈퍼버그의 정체다. 그들은 잘못이 없다. 다윈이 발견한 진화의 비밀, 즉 적자생존을 통해 살아남은 것뿐이니까.

  항생제 내성은 동일한 종에서만 이루어지는 것은 아니다. 다른 종의 세균들도 만나면 유전자 교환을 통해 내성을 주고받을 수 있다. 인간 세계에서는 인종차별이 흔하지만 미생물 세계에서는 내성에 관한 한 '균종차별'을 하지 않는다.

  미생물 세계에서 항생제 내성은 일종의 공공 와이파이다. 공공 와이파이는 휴대전화, 노트북, 태블릿을 차별하지 않고 통신사도 가리지도 않는다. 그냥 자유롭게 정보를 주고받고 복제하고 퍼트릴 수 있다. 이처럼 항생제 내성의 비밀을 품은 유전물질은 종간 장벽이 없는 공유 지식이다.

  쉽게 예를 들어보자. 페니실린 항생제 주사를 맞은 환자의 몸속에서 살아남은(내성균주)가 몸 밖으로 나와(이를테면 화장실) 다른 균과 만나면 내성에 대한 유전정보를 공유한다. 그렇게 되면 페니실린과 접촉한 적도 없는 균이 페니실린 내성을 얻게 된다.

물론 인류도 미생물에 대한 내성(자연 면역)을 얻는다. 신종 감염병이 돌면 처음에는 극심한 위기를 겪지만 서서히 집단 면역을 얻고 시간이 지나면 가볍게 앓고 지나간다. 우리가 코로나 19를 겪으면서 알게 된 것처럼 신종 감염병과 안정적인 공존을 이루기 위해서는 많은 희생, 노력, 시간이 필요하다.

우리가 지금 얻은 안정화 상태를, 바이러스의 입장에서 보면 인간이 '내성'을 가진 것처럼 보이지 않을까? 하지만 바이러스는 순식간에 변종을 만들 수 있다. 델타, 오미크론, 플러트 등 불과 몇 년 사이에 우리가 기억하게 된 코로나 변종만 해도 얼마나 많은가? 변이 바이러스는 작정하고 태어나는 것이 아니다. 천문학적인 숫자가 극소수의 확률을 이겨내고 태어난다. 0.0000001%라고 해도 집단 수가 엄청나게 크면 숫자가 상당해지는 법이다. 확률의 게임, 진화의 관점에서 본다면 인간은 미생물을 이길 수가 없다.

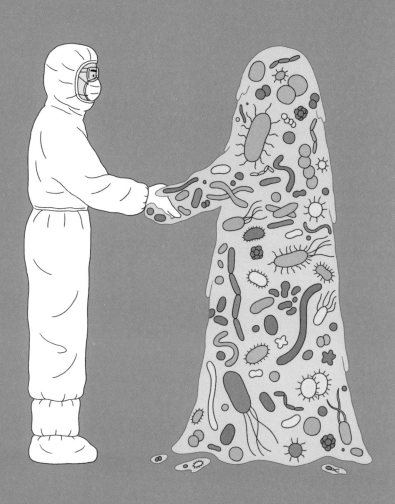

적과의 공존

"잡힌 것보다 더 좋은 물고기가 바다에 많이 있습니다!"

흙 속에 사는 미생물에서 '테트라사이클린'을 발견한 연구자는 당시의 희망적인 분위기를 이렇게 전했다. 하지만 항생제의 황금기 이후 우리가 맞은 항생제 개발 상황은 거의 빙하기 수준이다. 기존의 항생제에는 내성이 생기고, 슈퍼버그는 걷잡을 수 없이 퍼지고, 새로운 항생제 개발의 길은 막히면 우리는 어떻게 될까? 항생제의 선사(先史)시대로 돌아가는 것이다.

작은 생채기만 생겨도 바로 항생제 연고를 바르는 우리에게 항생제가 무용지물인 세상을 살라고? 불가능한 이야기다. 그렇다면 어찌해야 할 것인가? 핵폭탄을 만들었고 서로를 수백 번이라도 죽일 힘을 가졌으면서도 적의 궤멸이 아닌 아슬아슬한 공존을 도모했던 서슬 시퍼렇던 냉전시대의 생존 원리에서 답을 구해야 한다. 적과의 공존이다. 내성을 지닌 변종의 출현을 막기 위해서는 항생제를 적절히 써야 한다. 새로운 인수공통전염병 감염을 막기 위해서는 미생물의 서식지에 함부로 쳐들어가 감염되는 일을 막아야 한다. 무분별한 환경 개발을 금지해야 한다. 이렇게 인류-의료계-지구가 최소한의 합의점을 찾아 지키는 지혜를 발휘해야 한다. 그렇지 않으면 우리는 슈버버그의 바다 위에서, 거의 제구실을 하지 못하는 항생제라는 이름의 뗏목에 매달려 구원을 기다리는 메두사호의 선원들 신세가 될 것이다.

참고문헌

감염의 전장에서, 토머스 헤이거 지음, 노승영 옮김, 동아시아, 2020
슈퍼버그, 맷 매카시 지음, 김미정 옮김, 흐름출판, 2020
이야기 현대약 발견사, 강건일 지음, 까치, 1997

15

시골 의사가 겪은
생생한 드라마

젊은 의사의 수기

Zapiski iunogo vracha

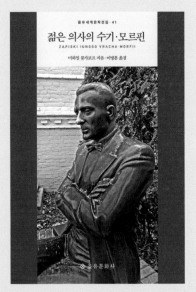

미하일 불가코프 지음 | 이병훈 옮김 | 을유문화사 | 2011

인생은 짧고, 의술(의 길)은 멀며, 기회는 순식간에 지나가고,
경험은 불완전하고, 판단은 어렵다.

_히포크라테스(Hippokrates of Kos, 고대 그리스의 의사)

〈시골 의사〉라고 하면 프란츠 카프카의 소설이 딱 떠오른다.
러시아판 〈시골 의사〉라 할 수 있는 이 작품은 '초현실적'인
카프카의 소설과는 대척점에 있는 '극사실적' 소설이다.

시대적 배경은 〈시골 의사〉와 같은 1917년이다. 의대를 졸
업하자 바로 시골 벽지로 간 22세의 젊은 의사. 무슨 사명감
때문은 아니고 대도시에서는 경력이 있는 의사만 일자리를
구할 수 있었기 때문에 어쩔 수 없이 간 것이다.

새내기 의사의 좌충우돌 병원 생활

머릿속에는 의학 이론으로 가득하지만 정작 손은 아무것도

할 수 없는 상태다. 그래도 설마 이 깡촌에 무슨 환자가 있겠어. 슬슬 배우면서 환자나 보면 되겠다고 생각했는데 천만의 말씀이다. 전임자가 환자를 무려 50명이나 입원시켰단다! 빈 말이 아닌 것이 수술실에는 기구들이 완벽하게 갖추어져 있고, 선반에는 약들이 가득하다. 심지어는 처음 보는 약들도 있다. 서재는 더하다. 러시아어는 물론이고 독일어로 쓰인 의학 서적들까지 서가를 빼곡히 채우고 있다.

약이 없어서, 수술 시설이 미비해서, 진료에 참고할 책이 없어서 환자를 못 본다는 핑계는 애당초 불가능하다. 그렇다면 인력 부족이라는 핑계라도 대보고 싶지만 의사를 제외하고도 의사보조, 간호조무사에 조산사도 2명이나 있다. 직원들도 의욕이 넘친다.

한숨이 절로 나온다. 이런 시골에 이렇게 완벽한 병원이 있다니. 이 병원에서 단 하나 아쉬운 것은 오늘 여기 새로 부임한 의사, 이제 의대를 졸업한 병아리 의사인 나뿐이다. 이제부터 나의 일거수일투족이 전임자와 비교될 것이다. 얼굴도 모르는 전임자가 한없이 야속하다.

하지만 기죽을 필요 없다. 아직 학생티를 못 벗었지만 그래도 학위를 받은 어엿한 의사가 아닌가? 더구나 학교 성적도 우수했는데 뭘 그리 걱정한단 말인가? 매뉴얼도 있지 않은가.

진료 볼 때 참고서처럼 찾아보면서 진료하면 되겠지. 스스로 위로하고 적이 안심한다.

그래도 이런 환자가 오면 이런 진단을 내리고 이런 치료를 해야겠다고 머릿속에서 가상 진료를 해보지만 생각하면 할수록 영 자신이 없다. 신경이 곤두서고 식은땀이 날 지경이다. 에라, 모르겠다. 일단 잠이나 자자. 내일 아침 맑은 정신으로 다시 생각해보자.

죽어가는 첫 환자

그런데 맑은 정신의 아침이 오기 전에 환자가 먼저 들이닥쳤다. 절단기에 다리가 하나가 잘려 나가고 남은 다리마저 뼈가 으스러진 아리따운 시골 처녀다. 피는 계속 흐르고 얼굴색은 백지장이고 맥박은 아주 희미하다. 이미 의식도 없다. 가만 두면 쇼크에 빠져 죽을 상황이다. 아니 이미 죽었는지도 모르겠다.

이건 내가 치료할 수 있는 환자가 아니야. 맙소사 첫날부터 이런 환자가 오다니. 아무것도 못 하고 그냥 지켜보는 수밖에 없구나. 의사로 내 경력은 시작도 하기 전에 끝장나는구나. 그래도 그렇지, 사람이 이렇게 죽어가고 있는데 내가 할 수 있는 것이 아무것도 없다고?

"캠퍼(자극 효과를 내는 녹나무 추출액) 주사 주세요!" 나도 모르게 외친다.

직원들이 멈칫하며 나를 바라본다. '선생님, 어차피 죽을 사람인데 굳이 왜 불필요한 고통을 주려고 그러세요?'라고 말하는 듯하다. 아냐, 명색이 의사이니 무엇이라도 하긴 해야 해. 그렇다고 환자를 치료할 수는 없어. 어차피 곧 죽을 텐데. 미안한 말이지만 그냥 지금 죽어라, 빨리 죽어라. 그러면 나도 편하다.

의사의 간절한 기원이 통한 걸까? 그녀는 서서히 죽어갔다. 조금만 있으면 피범벅이 된 시트를 머리 위로 덮어주고, 그러면 끝이다.

"캠퍼 주사 한 번 더!"

이 말이 왜 튀어나온 거지? 나도 몰라. 하지만 말은 총알처럼 발사되고 말았어. 하지만 이러다 환자가 안 죽을까 걱정이 되는 것이 내 솔직한 마음이야.

'다리를 절단하자!'는 생각도 번쩍 든다. 내 생각 맞아? 정말? 이 상태에서 절단 수술을 하면 결국 내 칼끝에서 환자가 죽고 말 텐데. 죽은 사람은 말이 없다고 해도 수술실 밖에서

울부짖고 있는, 하나밖에 없는 딸을 잃은 저 보호자는 내게 뭐라고 하겠어? 그래도 수술하겠다고?

나는 다리를 자르기 시작한다. 한 번도 해본 적이 없는 수술이다. 하지만 상식적으로 해보자. 다리를 안 자르면 피가 멎지 않아 죽을 테니까 뭐든 해야지. 이미 의식은 없으니 마취는 필요 없다. 칼을 넓적다리에 푹 찔러 넣자. 근육을 자르고 잘린 혈관은 끝을 묶어 출혈을 잡자. 뼈는 톱으로 자르고 깔끔하게 봉합을 하자. 마침내 다리가 잘려 나간다.

'아직 죽지 않았구나. 불사신 같은 여자구나. 이제 조금만 더 견뎌라, 죽지 마!' 어느새 의사의 간절한 기도는 내용이 180도 바뀌었다. 제발 30분만 더 살아있게 해주세요. 수술을 마칠 때까지 만이라도 숨이 붙어있게 해주세요. 부디 병실로 올라간 후 죽게 해주세요! 몸의 3분의 1은 수술실에 남겨 두고 시골 처녀는 간신히 숨이 붙은 채 병실로 옮겨졌다.

두 달 반이 지나 외다리 처녀가 진료실을 찾아왔다. 목발을 짚었다. 처녀는 의사에게 '수탉을 수놓은 수건'을 선물로 주었다. 의사는 그 수건을 평생 지니고 다녔다. 수건이 닳고 닳아 구멍이 나도 가지고 다녔다. 마치 첫 전투에서 받은 훈장처럼 말이다. 이 책의 첫 번째 이야기인 '수탉을 수놓은 수건'의 내용이다.

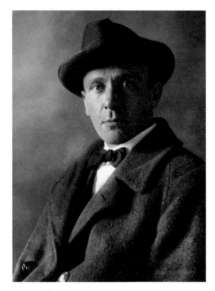

미하일 불가코프

　그 외에도 혼자 감당해야 했던 난산, 디프테리아로 숨을 못
쉬는 어린 소녀의 목에 숨 쉴 구멍을 내준 기관절개술, 눈보
라 속에서 길을 잃은 이야기 등이 등장한다. 100년 전 러시아
의 시골 의사가 겪은 생생한 드라마다.

　작가 미하일 불가코프(1891~1940년)는 지금의 우크라이나 수
도인 키이우에서 태어났고 의사로 일했다. 러시아 혁명의 혼
란기 속에서 의사를 그만두고 백군(혁명을 반대하고 황제를 지지하는
진영)에 가담했다. 혁명 후 모스크바에서 반정부 작가로 활동

하다 탄압을 받았다. 그럼에도 스탈린이 그의 작품을 좋아해 살아남을 수 있었다. 안톤 체호프의 뒤를 잇는 '의사 작가'로 평가받는다.

늙은 의사의 수기

이 책의 주인공처럼 모든 의사에게는 첫 환자가 있다. 내게도 첫 환자가 있었을 텐데 솔직히 기억이 잘 안 난다. 너무 경황이 없어서? 아니면 무심했던 것일까? 그도 저도 아니면 너무 평범한 환자라서 기억하지 못하는 것인지도 모르겠다. 하지만 의사 생활 30년을 넘긴 사람이 기억에 남는 환자가 없다면 거짓말이다. 많은 환자들이 떠오르는데 그중에서 차마 부끄러워 꽁꽁 숨겨 두었던 경험 하나를 고백한다.

출근길에 승강기를 탔다. 내 또래의 남자도 내 뒤를 따라 탔다. 5층을 누른다. 나도 5층인데, 우리 병원 가나? 무표정한 얼굴 아니, 뭔가 불만이 가득한 듯한 얼굴. 우리 병원 환자가 아니면 좋겠다는 생각을 하지만 그는 5층에서 내렸다. 나도 뒤따라 내렸다. 오늘 첫 환자였다. 아내와 함께 들어왔다. 환자는 예의 그 무서운 얼굴을 풀지 않았다.

어떻게 오셨나요?

며칠 전부터 입에서 '삑삑' 소리가 납니다.

예? 무슨 소리요?

삑삑 소리가!

무슨 말씀인지?

소리가 나고, 입안의 살이 잇몸이랑 붙어서 안 떨어져요. 그리고 말도 잘 안 되고 발음도 좀 안 좋아지고요.

그래요? 무슨 특별한 이유라도?

없어요!

일단 진찰해 봅시다. 저기 앉으세요.

환자를 앉히고 입을 벌리게 한 다음 설압자로 여기저기 살피는데 자세히 들여다보아도 특별한 건 없다. 환자가 불편하다는 잇몸만 유난히 부풀어 있다. 염증인가? 염증치고는 좀 이상한 염증인가? 그 순간 환자가 그 상태로 말을 하는 바람에 침이 튀어 내 손에 묻었다. 에이, 기분이 별로다. 이상한 염증이 침을 통해 내게 옮겨지면 어쩌지? 나도 삑삑 소리를 낼 건가? 어서 손을 씻고 싶어지네. 별것 없다. 얼른 가서 손을 씻고 환자를 앉히고 별 이상 없다고 짧게 말하고 환자를 바라보았다.

부인 말이 이비인후과에서도 별 이상 없다고 했단다. 그렇겠지. 삑삑 소리가 나는 병이 어디 있으려고.

혹시 신경 많이 쓰세요? 술은? 아니면 정신과 투약이나 신경안정제는?

그런 것 없어요!

아주 짧고 단호하게 답한다. 기분이 상했나?

제가 봐서는 별 이상을 모르겠습니다. 일단 경과 좀 보시다가 그래도 이상하면 큰 병원에……

삑!

엥 무슨 소리지? 잘못 들었나?

삑!!!!

환자 입에서 나는 소리다!

선생님, 바로 이 소리예요. 예, 바로 이 소리예요!

이런! 환자가 거짓말한 것이 아니네.

잠깐 앉아 보세요. 이 소리군요. 어? 이상하네.

좀 기다려 봤다.

삑, 삑, 삑, 삐익

더 자주 크게 들린다. 웬 조화람? 그런데 가만히 환자의 입을 보니 입술이 조금씩 씰룩인다. 그러면서 소리도 난다. 마치 복화술을 하는 사람처럼.

입을 다시 한번 더 벌려볼까요? 아~ 하세요.

입을 벌리게 하고 가만 들여다보니 어렵쇼, 혀가 저절로 놀고 있다. 입안에서 한시도 쉬지 않고 뒤집고 구르고 오므라들고, 구석구석이 움푹 패는 것이 마치 철제 쟁반 언저리를 타설이라도 하는 것처럼. 저 동작은 절대 일부러 할 수 없는 동작이다.

그렇구나. 환자가 입을 다물고 가만히 있으면 혀가 입안에서 디스코를 추면서 소리를 내는구나. 입을 열면 소리는 안 나고, 아, 이런 경우는 '혀에 생긴 운동이상증(tongue dystonia/dyskinesis)이다. 원인을 알았다!

환자와 보호자에게 다시 상황 설명을 해주었다. 그동안 환자의 얼굴은 표정 변화가 거의 없었는데, 내 이야기를 듣자 그제야 부인이 말했다.

이 사람 원래 입버릇이 안 좋아요. 소리를 푹푹 내기도 하고 입을 씰룩거리기도 하고. 오래되었어요. 그런데 이번에는 삑삑 소리가 나는 거예요. 한 열흘 되었나?

원인을 찾으라고 큰 병원에 의뢰서를 써주고 보냈다. 약을 쓰면 좋아질 것이다. 환자는 이상한 환자가 아니었다. 괜스레 첫인상에 편견을 갖고, 침 튄 걸로 기분이 나빠 얼른 환자를 내쫓을 생각에 오해를 한 내가 이상한 의사지. 하지만 의사도 인간인지라 환자의 인상에 영향을 받고 편견에 쉽게 빠지기도 한다. 내가 아직 덜 되먹어서 그런 것이다. 언제쯤 되면 제대로 된 의사가 될 수 있을까? 그날이 오기나 할까? 아침부터 많이 배우고 하루를 시작한다.

읽고 생각하고 쓰기

진료실에서 있었던 부끄러운 사건이다. 굳이 이 이야기를 소개하는 건 이 책을 읽는 의사 지망생들도 이런 부끄러운 이야기조차 써보라고 부탁하기 위해서다.

의과대학에 다니면서, 의사생활을 하면 공부나 일에 지치고, 피곤한 날들이 이어질 것이다. 잠잘 시간도 없는데 글을 쓰라고? 가능한 일이냐고 반문하겠지만 그래도 아주 짧게라도 쓰는 것이 좋다.

사실 의사의 일이 얼마나 대단한가? 의사들은 매일매일 자신의 일터에서 생사의 갈림길에 선 환자를 만난다. 희망과 좌절이 교차하는 현장을 지킨다. 각본 없는 드라마가 매일매일 상영되는 곳이 의료 현장이다. 본인이 원한 것은 아니지만 어쩔 수 없이 그 드라마의 주연이나 조연이 될 운명이다. 최소한 목격자라도 될 상이다.

그래서 현장의 기록을 남기기 위해 글을 써야 한다. 글을 통해 자신을 톺아보고 성장할 수 있다. 그리고 세월이 한참 지나 그때의 기록을 바탕으로 작가가 될지 알 수 없다. 많은 작가가 극적인 이야기를 찾아다니는데, 의사들은 가만히 앉아서 그런 일들을 겪으니 특혜 아닌 특혜를 누리고 있는 것 아닌가? 그런데 정작 본인들은 모른다.

성공한 의사(의대 출신) 작가들이 많다. 코난 도일, 서머싯 몸, A.J. 크로닌, 로빈 쿡, 마이클 크라이튼, 알베르트 슈바이처, 프레데릭 트레비스, 할레드 호세이니, 아르투르 슈니츨러, 프리드리히 쉴러, 싯다르타 무케르지, 올리버 색스, 어툴 가완디 등 대부분은 의사가 아니었다면 겪을 수 없는 사실이나 경험을 토대로 글을 썼고 작가로도 성공했다. 우리나라에서도 글로 유명세를 떨치는 젊은 의사들이 점점 늘고 있다. 이 책을 읽은 독자들 중 그런 사람이 나오지 말라는 법은 없지 않은가? 그러니 도전해 볼 수 있다.

그 시작은 매일 조금이라도 글을 쓰는 것이다. 글쓰기가 힘들면 특별한 느낌이 드는 사건에 대한 간단한 (음성) 메모라도 해두면 좋다. 꾸준히 하는 것이 중요하다. 글도 자꾸 쓰다 보면 글쓰기 근육과 생각의 힘이 자란다. 그리고 쓰기보다 더 중요한 것은 사실 읽기다. 남는 시간에 동영상 대신 작은 시

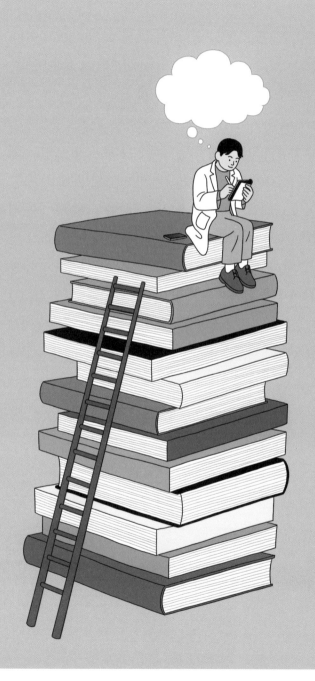

집 한 권, 문고판 소설 한 권이라도 가운 호주머니에 넣어 다니며 펼쳐보라. 눈에 들어오는 구절이 있으면 그 좋은 머리로 외워두라. 나중에 다 써먹을 때가 있다.

이렇게 책을 가까이하고 독서에 재미를 붙이는 사람은 작가가 될 자질이 있는 사람이다. 많이 읽다 보면 자신도 모르게 쓰고 싶은 생각이 드는 법이다. 그러면 주저하지 말고 쓰라.

이 책에 소개한 책은 대부분이 논픽션이고 딱딱한 이야기들이 많다. 하지만 제일 마지막 이야기를 이렇게 문학으로 마무리한 것은 독자들을 작가로 만들고 싶은 개인적인 욕심 때문이다. 이 책을 끝까지 읽고 어떤 재미를 조금이라도 느꼈다면 여러분은 작가의 소질이 있는 사람이다. 독자 중에서 미래의 의사 작가가 나오길 진심으로 기원한다.

참고문헌

왜 책을 읽는가, 샤를 단치 지음, 임명주 옮김, 이루, 2013

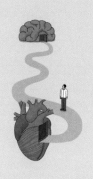

의대를 꿈꾸는 청소년을 위한 필독서 15

의대로 가는 중입니다

초판 1쇄 발행 2025년 3월 28일

지은이 박지욱
펴낸이 이혜경
펴낸곳 니케북스
출판등록 2014. 04. 7 | 제 300-2014-102호
주소 서울시 종로구 새문안로 92 광화문 오피시아 1717호
전화 02) 735-9515 | **팩스** 02) 6499-9518
전자우편 nikebooks@naver.com
블로그 blog.naver.com/nikebooks
페이스북 www.facebook.com/nikebooks
인스타그램 (니케북스) @nike_books
　　　　　　(니케주니어) @nikebooks_junior

ISBN 978-89-98062-99-6　43510

니케주니어는 니케북스의 아동·청소년 브랜드입니다.

책값은 뒤표지에 있습니다.
잘못된 책은 구입한 서점에서 바꿔 드립니다.